mehr Gelassenheit

# Thera-Band



tolle Figur

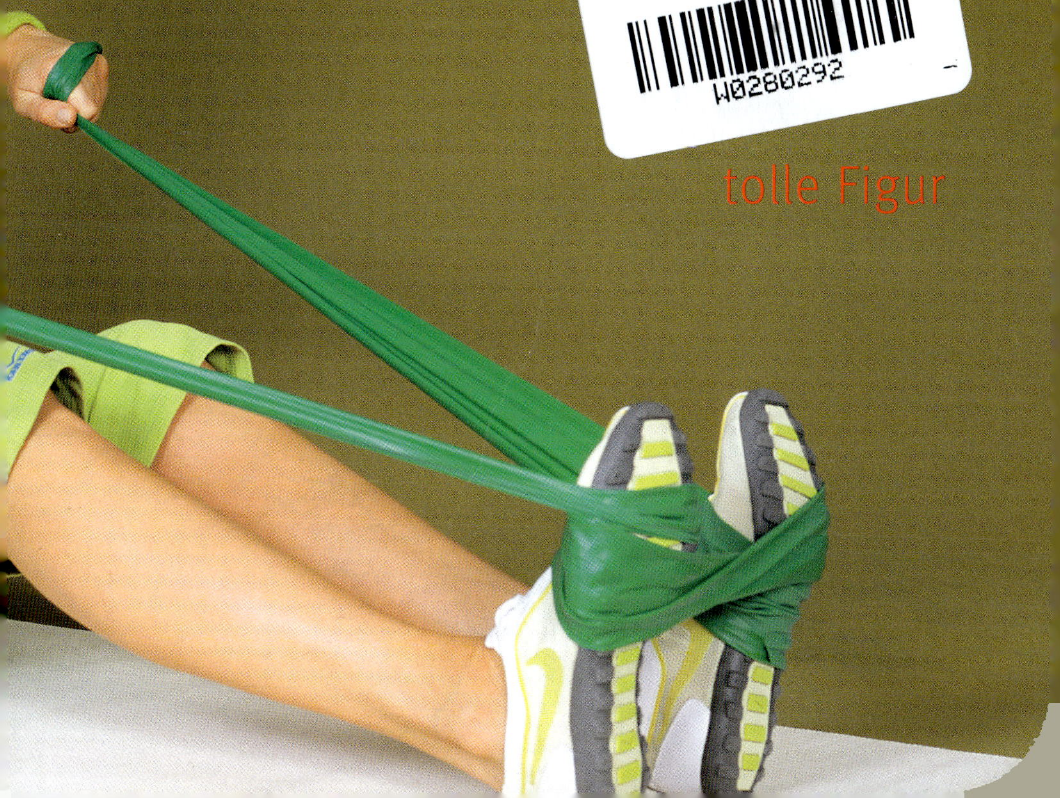

Mit nur 8 Minuten täglich zu mehr Fitness und Wohlbefinden? Das ist tatsächlich möglich! 8 Minuten mit dem Power-Band für einen straffen Body und ein neues Selbstbewusstsein: Dieses Buch beweist Ihnen, dass weniger tatsächlich mehr ist! Ein 6-Wochen-Programm mit Mini-Workouts und Maxi-Wirkung.

## Fit in 8 Minuten



## Woche 1 bis 3



## Woche 4 bis 6

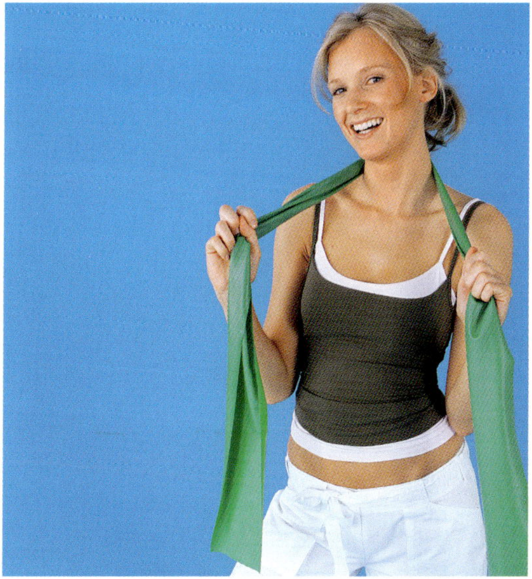

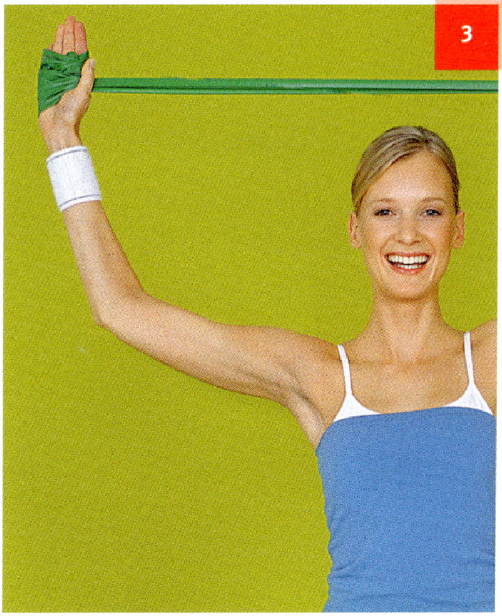



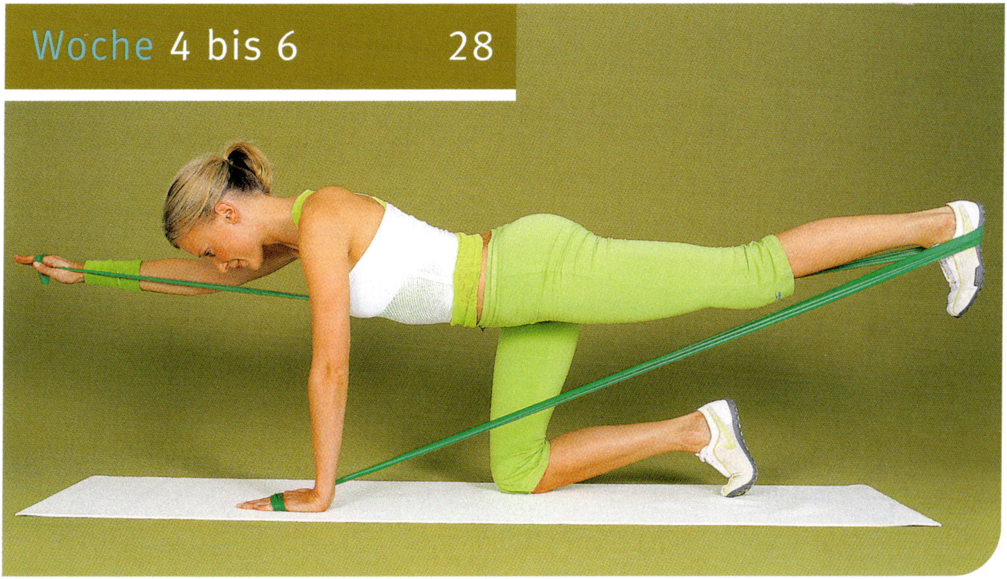

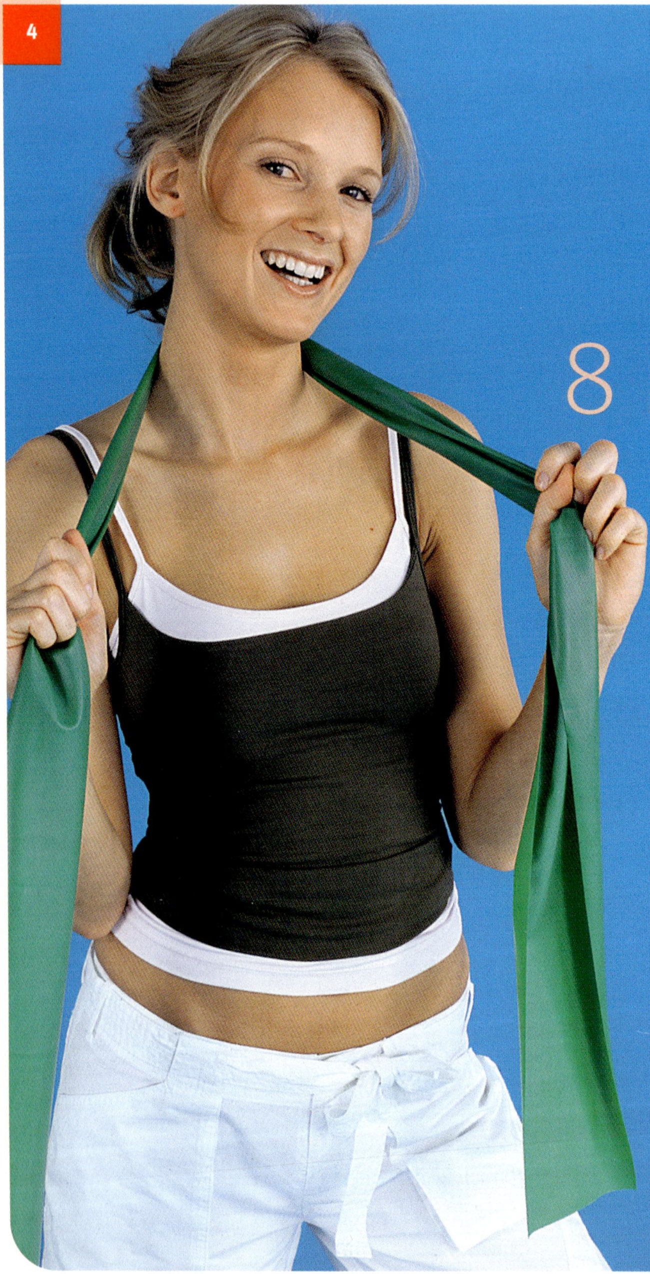

# Fit in 8 Minuten

**Gezielte Übungen mit hohem Spaßfaktor, die Ihre Muskeln nach Ihren persönlichen Wünschen formen, leicht nachvollziehbare Entspannungstechniken und praxisnahe Lifestyletipps – mit diesem Power-Trio gelingt Ihnen der Turbo-Start in ein aktives Leben.**

# MINIMALER AUFWAND, MAXIMALER ERFOLG

Das Geheimnis des erfolgreichen Mini-Maxi-Trainings liegt in der Effizienz des 8-Minuten-Programms. Sie führen jeweils zwei ausgewählte Übungen für die wichtigsten Muskelgruppen hintereinander aus – ohne Pause! Klar, das ist ein wenig anstrengend, spart aber viel Zeit, und Sie spüren schon bald die positiven Folgen: Von Tag zu Tag werden sich Bauch, Beine, Po straffer, die Taille fester und der Rücken kräftiger anfühlen. Ihr Stoffwechsel kommt in Schwung, Kohlenhydrate und Fette werden verbrannt und nicht gespeichert – selbst dann, wenn gerade nicht trainiert wird. Denn im Gegensatz zu Fettzellen verbraucht das neue schlanke Muskelgewebe auch im Ruhezustand Energie. Das steigert den Kalorienverbrauch, und das Abnehmen fällt deutlich leichter.

### ECHTES FITNESS-GLÜCK

- Trainieren mit dem klaren Ziel, den Körper zu formen oder einige Wiederholungen mehr zu schaffen, ist eigentlich prima. **Perfekt wird es,** wenn Sie sich allein darauf konzentrieren, **wie Sie sich fühlen.** Weg von den verlorenen Pfunden oder den absolvierten Wiederholungen. Orientieren Sie sich nicht allein an der Quantität: **Die Qualität – das Fühlen –** entscheidet.
- Leider sind die meisten von uns darauf getrimmt, alles, was sie tun, in messbaren Resultaten zu bewerten. Schieben Sie deshalb das **Leistungsdenken** während Ihres Trainings beiseite und fokussieren Sie sich auf die **Bewegungen** und die **Sinnlichkeit** des Fühlens.

## Schließen Sie Freundschaft mit sich

Zusätzliche Entspannungsübungen und leicht umsetzbare Fitnesstipps tun nicht nur Ihren Muskeln gut, sondern verändern auch Ihr Lebensgefühl positiv. Sie werden merken, wie das neu gewonnene Körpergefühl dazu führt, dass Sie in Ihrem Alltag belastende Gewohnheiten ändern. Vielleicht lassen Sie, ohne es zunächst bewusst zu merken, immer öfter die Zigarette im Päckchen oder die Chips im Supermarktregal.
Je mehr Sie in den kommenden Wochen auf Ihren Körper hören, umso deutlicher zeigt er Ihnen den Lebensrhythmus, der auch Ihrem Geist und Ihrer Seele gut tut. Die bewusstere Lebensweise wird Sie vitaler und selbstbewusster machen.

## Ganz flott ganz fit

Das 8-Minuten-Programm ist in schlanke Portionen gegliedert, die einen Zeitraum von 6 Wochen umfassen. Trainiert wird an 6 Tagen in der Woche für jeweils 8 Minuten. Die Übungskombinationen ändern sich alle 3 Wochen. So hat Ihr Körper ausreichend Gelegenheit, sich den neuen Herausforderungen anzupassen. Ihr entspannter Weg zu mehr Fitness & Gesundheit!

### Das 8-Minuten-Programm

Der Aufbau des 8-Minuten-Programms ist bewährt und genial einfach: ein knackiges Aufwärmen (1 Minute), gefolgt von leicht nachvollziehbaren Übungskombis, die Sie zwei- bis dreimal im Wechsel hintereinander ausführen (4 bis 6 Minuten), abgerundet durch eine Entspannungseinheit, um die Balance zwischen Körper und Geist zu stärken. Da sich das 8-Minuten-Programm auf kleine Einheiten konzentriert, ist es prima für Ihre alltägliche Trainings-Session geeignet.

### EIN STRAFFES PROGRAMM

Trainiert wird an **6 Tagen in der Woche** für jeweils 8 Minuten:

- **60 Sekunden Kardio-Moves** zum Aufwärmen (ab Seite 8): So bringen Sie Ihren Körper mit einem sanften Energieschub auf Touren.
- Täglich eine Übungskombi für mehr Muskelpower: **60 Sekunden für jeden Durchgang** der beiden Kräftigungsübungen. Absolute Neueinsteiger führen 2, Fortgeschrittene 3 Durchgänge pro Übung aus.
- **Entspannung zum Ausklang:** 60 Sekunden relaxen für Körper und Geist.

### Das Erfolgsgeheimnis für einen schönen Körper

Jeweils auf einer Doppelseite finden Sie Übungskombis für …

- Beine & Po
- Brust & Rücken
- Schultern & Bauch

Diese Übungsreihenfolge garantiert ein optimales Gleichgewicht zwischen Belastung und Erholung. Sie stellt außerdem sicher, dass alle Muskelpartien gleichmäßig angesprochen werden. Der Oberkörper wird genauso intensiv trainiert wie die Beine-Po-Region, und wichtige Muskeln wie Bizeps und Trizeps bekommen dabei automatisch ihr Fett weg. So entwickeln Sie schöne, harmonische Proportionen.

Auch wenn Ihr Trainingspensum gerade mal 8 Minuten dauert, bedeutet das jedoch nicht, dass Sie sich während der Übungen sputen müssen. Lassen Sie sich jeweils 60 Sekunden für einen Übungsdurchgang Zeit und führen Sie so viele korrekte Wiederholungen aus wie möglich. Sie haben es selbst in der Hand: Der Aufwand ist minimal, das 8-Minuten-Programm steht – allein Ihr Wille entscheidet. Betrachten Sie den Sport als Rendezvous mit dem eigenen Körper!

## Zug um Zug zum Traumkörper

Kaum ein Sportgerät hat eine steilere Karriere gemacht als das Thera-Band. Es ist preiswert, simpel und universell einsetzbar. Obwohl das Material weich ist, haben es diese Zauberbänder in sich. Mit ihnen können Sie jeden Muskel optimal trainieren – egal, ob Sie an bestimmten Körperpartien feilen möchten oder deren Ausdauer verbessern wollen. Diese Bänder sind leichter, kompakter und flexibler als alle anderen Fitnessgeräte. Für das 8-Minuten-Workout benötigen Sie nicht mehr als ein Band und geeignete Turnschuhe. Mit dem kleinen, leichten Power-Band haben Sie Ihr ganz persönliches Fitnessstudio immer in der Tasche.

## Der schnelle Weg zu straffen Muskeln

Die Stärke des Bandes liegt in seinem dynamischen Widerstand. Während bei einer Kurzhantel der Gegendruck maßgeblich durch das Gewicht der Hantel bestimmt wird und überwiegend statisch ist, ermöglichen es Thera-Bänder, während der Muskelbewegung den Widerstand kontinuierlich auf- und abzubauen. Am Anfang der Bewegung ist der Widerstand am geringsten und am Höhepunkt am stärksten – genau so, wie es für das Training der Muskeln am effektivsten ist.

## Muskeln stärken – Gelenke schonen

Extrabonus: Eine Überlastung der Gelenke und Bänder ist bei diesem Training so gut wie ausgeschlossen, weil Ihnen das Band nie mehr Widerstand bietet, als Sie zuvor aufgebaut haben. Wenn Sie ermüden, dehnen Sie es automatisch nicht mehr so weit wie zu Beginn der Übung – und der Widerstand sinkt. Die sanften Bewegungsabläufe helfen Ihnen zudem, Ihre Körperwahrnehmung zu schulen und Stress abzubauen.

### SICHERES TRAINING MIT DEM BAND

- **Fixieren Sie das Band unter Ihren Füßen:** Stellen Sie einen Fuß auf die Mitte des Bandes und wickeln Sie es gegebenenfalls einmal um die **Fußmitte.** Achten Sie auf sichere Knoten.
- Wird das Band als Schlinge benutzt, verwenden Sie am besten einen **Doppelknoten.**
- Halten Sie das Band stets unter Spannung. Bereits in der Ausgangsstellung sollte es immer **leicht gedehnt** sein. Damit werden die Muskeln fest, und Ihre Gelenke werden stabilisiert.
- Je **stärker die Vorspannung des Bandes,** desto größer wird der Widerstand. Optimal ist eine Vorspannung, die am Ende jedes einminütigen Durchganges zu einer spürbaren Ermüdung der Muskeln führt.
- **Umschlingen Sie mit dem Band** Ihre Hände. So hält es allein durch den Zug, und zusätzliches Greifen wird überflüssig.
- Wickeln Sie das Band in voller Breite ein paar Mal um die beteiligten Körperteile, bis die entstehende Zugspannung für die jeweilige Übung stimmt.

## Das Warm-up bringt Sie auf Touren

Auch wenn die Trainingseinheit nur 8 Minuten dauert: Ein Warm-up sollte vor jeder sportlichen Betätigung stehen. Das bringt Ihren Körper auf die richtige Betriebstemperatur, macht die gesamte Muskulatur geschmeidiger und leistungsfähiger und beugt Zerrungen und Verletzungen vor. Die Folge: Ihre Bewegungen laufen reibungsloser ab, und Ihre Reaktionen werden schneller. Und jetzt geht's los: Wählen Sie nun eine der vorgeschlagenen Übungen zum Aufwärmen aus und bringen Sie dann Ihren Körper mit einem soften Energieschub auf Touren.

### Move No. ❶

➔ Legen Sie das Thera-Band unter Ihre Schultern und wickeln Sie es um die Hände. Marschieren Sie zunächst erst einmal flott auf der Stelle, ziehen Sie die Knie dabei ordentlich hoch.
➔ Bewegen Sie Ihre Arme dabei in Schulterhöhe nach vorn. Kombinieren Sie diese Bewegungen nun, indem Sie abwechselnd das linke und anschließend das rechte Bein zur Seite strecken.

### Move No. ❷

➔ Stellen Sie sich in einer weiten Schrittstellung mit dem vorderen Fuß auf das Band. Ziehen Sie die Arme unter Spannung wechselseitig nach vorn und zurück. Stellen Sie sich dabei vor, wie ein Skilangläufer die Skistöcke einsetzt.
➔ Versuchen Sie nach den ersten 30 Sekunden den Bewegungsumfang immer ein Stückchen zu erweitern. Achten Sie immer darauf, dass Sie die Bewegung des Bandes führen und nicht umgekehrt.

### Move No. ❸

➔ Gehen Sie für etwa 30 Sekunden aufrecht, aber locker auf der Stelle. Stellen Sie anschließend die Beine gegrätscht auf. Ihre Knie sind leicht gebeugt, die Fußspitzen zeigen nach außen, und die Arme sind neben dem Kopf nach oben ausgestreckt.
➔ Nun heben Sie die Fersen im Wechsel zum Gesäß an und führen gleichzeitig diagonal abwechselnd die rechte Hand zur linken Ferse und danach die linke Hand zur rechten Ferse.

### Move No. ❹

➔ Laufen Sie auf der Stelle und ziehen Sie die Knie aktiv nach oben – erst langsam, dann etwas schneller. Für noch mehr Schwung nehmen Sie schließlich auch die Arme dynamisch mit.
➔ Führen Sie 30 Sekunden lang die Knie bis in Hüfthöhe und bewegen Sie danach die Fersen im Wechsel zum Po.
**Achtung:** Halten Sie den Oberkörper dabei stets aufrecht und kippen Sie nicht nach vorn oder hinten.
➔ Jetzt die Arme waagerecht vor den Körper strecken. Ziehen Sie dann beim Laufen die Ellbogen hinter den Oberkörper. Alternativ können Sie auch die Arme gerade zur Seite oder nach oben ausstrecken.

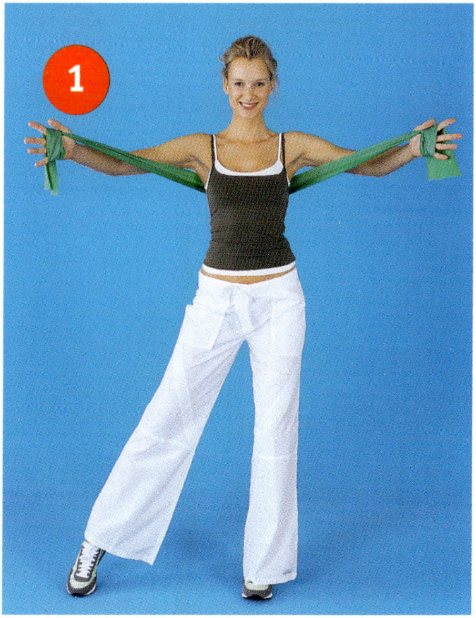
1

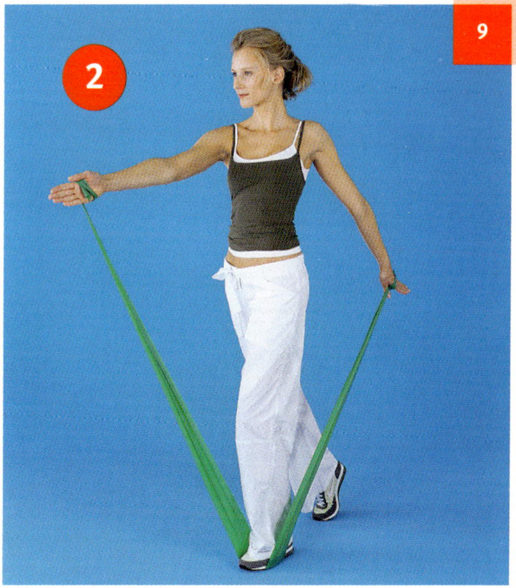
2

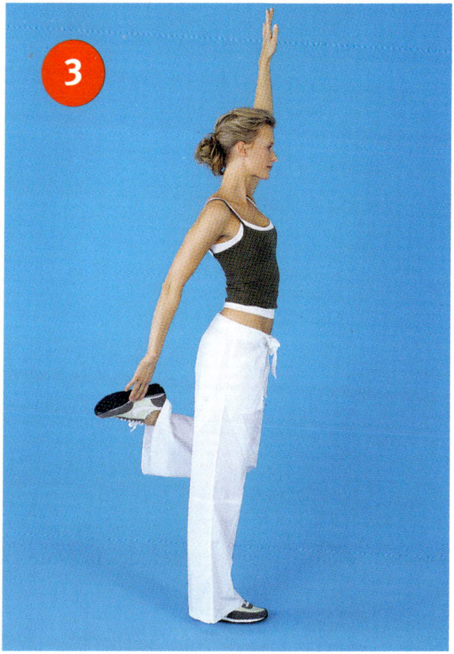
3

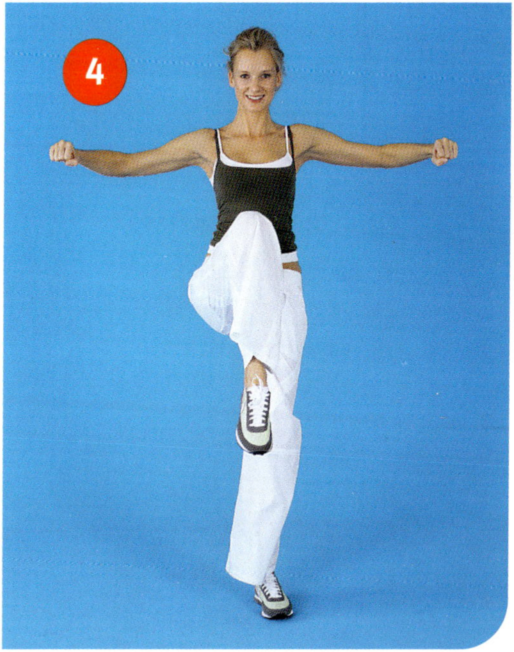
4

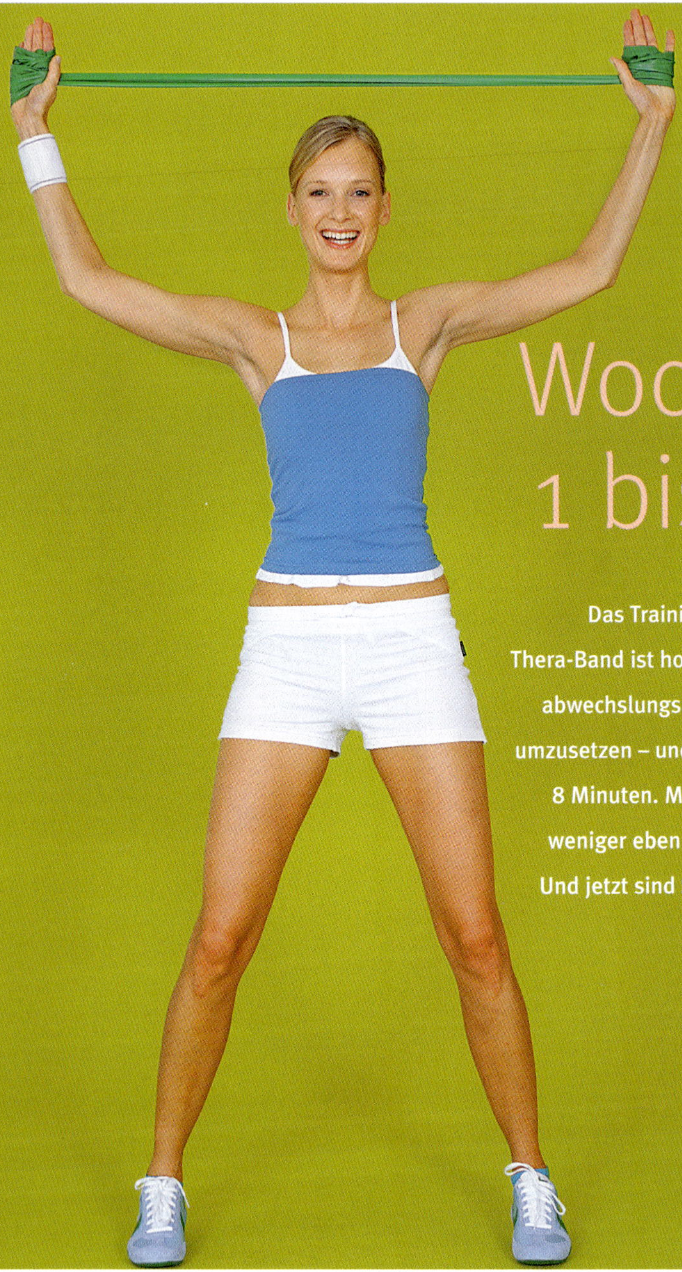

# Woche 1 bis 3

Das Training mit dem Thera-Band ist hochwirksam, abwechslungsreich, leicht umzusetzen – und das in nur 8 Minuten. Manchmal ist weniger eben doch mehr. Und jetzt sind Sie am Zug!

# GEHEN SIE AUF ERFOLGSKURS

Die richtige mentale Einstellung ist Grundvoraussetzung für ein optimales Training. Wer beim Training überlegt, was er noch einkaufen muss, bringt bestimmt nicht die volle Leistung. Denken Sie während des Workouts nie daran, es möglichst schnell durchzuziehen. Stellen Sie sich besser vor, wie Sie konzentriert und aufmerksam trainieren. Hören Sie in Ihren Körper hinein. Achten Sie bewusst auf Ihre Atmung, fühlen Sie, wie Ihre Muskelfasern bei jeder Wiederholung arbeiten. Konzentrieren Sie sich ganz auf die stattfindende Muskelarbeit. Widmen Sie sich voll Ihrem Training, mit Körper, Geist und Seele. Mit dieser Hingabe lernen Sie Ihren Körper besser einzuschätzen und steigern so letztlich die Trainingseffekte.

## Geben Sie alles

In den ersten Wochen geht es vor allem um eines: Routine entwickeln. Daher sollte Ihr Motto lauten: Was immer nötig ist, damit ich mein 8-Minuten-Programm durchziehe – ich werde es tun! Denn nach kurzer Zeit wird Ihnen das Training in Fleisch und Blut übergehen. Und wenn Sie erst einmal so weit sind, dass Sie es vermissen, müssen Sie sich über Ihre Motivation keine Gedanken mehr machen. Alles, was Sie zu Beginn Ihres fitteren, aktiveren Lebens brauchen, ist ein bisschen Selbstdisziplin, die Lust, etwas für Ihre Figur zu tun und mehr Bewegung in Ihren Alltag zu bringen.

## Lust auf Neues

Pflegen Sie Ihre Interessen, bleiben Sie geistig aktiv und seien Sie offen für Neues. Wie wär's mit einer neuen Sprache, einem Musikinstrument oder einer Lektüre neben den üblichen Urlaubsschmökern? Jede Abweichung vom Alltagstrott wirkt wie ein natürliches Aufputschmittel. Ihr Gehirn wird angeregt, neue Nervenverbindungen (Synapsen) zu knüpfen. Bewegung ist eben für Körper und Geist die beste Medizin.

### KURZER HALTUNGSCHECK

So haben Sie die perfekte Ausgangsposition für die meisten Übungen:

- **Brust heben:** Das Brustbein ein wenig anheben und nach vorn schieben.
- **Kopf hoch:** Den Kopf weder nach vorn noch nach hinten schieben.
- **Schultern nach hinten:** Die Schulterblätter ein wenig zusammenführen.
- **Gleichmäßige Last:** Das Körpergewicht gleichmäßig auf beide Füße verteilen. Weder die Innen- oder Außenkanten belasten.
- **Kleiner Tipp:** Stellen Sie sich vor, Sie würden an einem Faden auf der Mitte Ihres Kopfes nach oben gezogen. Dies richtet Sie automatisch auf.

# 1. TAG: SCHÖNE BEINE & KNACKIGER PO

## Let's move:

Wählen Sie einen der ab Seite 8 vorgestellten Kardio-Moves aus, der Sie in 60 Sekunden auf Touren bringt.

### 1 Let's work: Einbeinige Beinpresse

Winkeln Sie in der Rückenlage ein Bein an und ziehen mit den Zehenspitzen Richtung Knie. Das Band legen Sie um den Fuß des anderen Beins und halten es mit den Händen vor der Brust. Halten Sie die Handgelenke während der Übung stets gerade.

→ Schieben Sie jetzt das Bein gegen den Widerstand des Bandes vom Körper weg und strecken Sie es nach vorn oben aus. Gleichzeitig winkeln Sie die Arme vollständig an, indem Sie die Enden des Bandes zu den Schultern führen.

**Vorsicht:** Achten Sie darauf, dass Sie das Knie nie vollständig durchstrecken.

→ Beide Seiten im Wechsel trainieren.

### Für Fortgeschrittene:

Steigern Sie den Widerstand, indem Sie das Band überkreuzt halten.

### 2 Beckenheben

Sie liegen auf dem Rücken. Die Beine stehen angewinkelt auf dem Boden. Ziehen Sie nun ein Bein zur Brust heran und legen Sie das Power-Band über das Knie.

→ Fixieren Sie das Band mit beiden Händen, die seitlich neben dem Körper flach auf den Boden gepresst sind.

**Tipp:** Halten Sie das angewinkelte Bein im 90-Grad-Winkel, damit das Band nicht herunterrutscht.

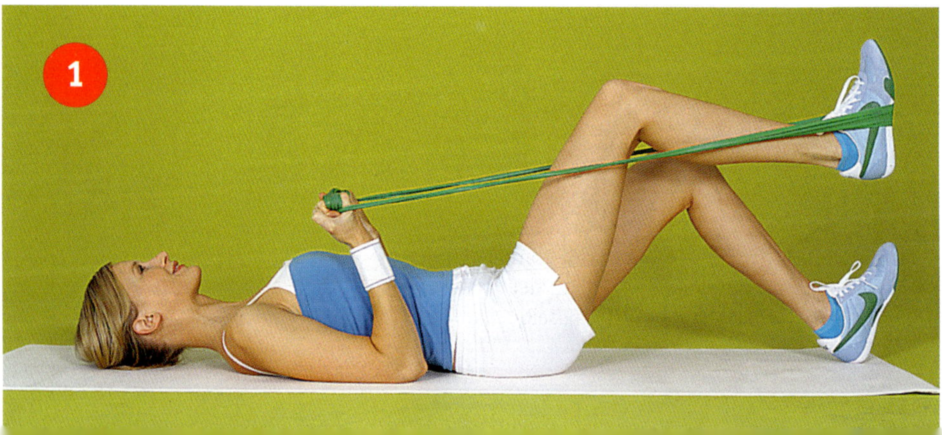

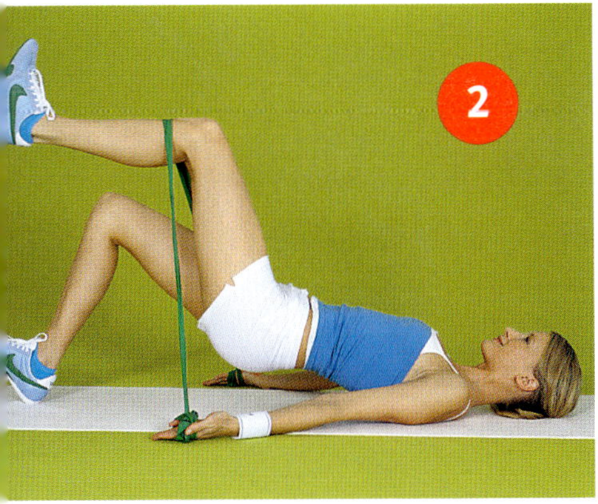

→ Jetzt lösen Sie das Gesäß von der Matte, bis der Oberschenkel des Sitzbeins mit dem Rumpf eine gerade Linie bildet. Halten Sie die Spannung in der Po- und Rumpfmuskulatur so, dass Ihr Becken nicht zur Seite kippt.

→ Senken Sie nun das Gesäß einige Zentimeter langsam ab und heben Sie es wieder zurück in die Startposition. Atmen Sie beim Absenken ein und beim Anheben aus.

→ Seitenwechsel nach 7-mal Heben und Senken.

### Für Fortgeschrittene:

Spreizen Sie die Arme mehr zur Seite ab, um die Spannung zu erhöhen.

### ❸ Let's relax: Beinbeuger-Stretch

Stellen Sie sich aufrecht hin. Machen Sie mit dem linken Bein einen Ausfallschritt nach vorn und strecken es gerade aus. Die Ferse ist am Boden, die Fußspitze zeigt nach oben. Das rechte Bein ist angewinkelt.

→ Führen Sie jetzt den Oberkörper langsam nach vorn, bis Sie ein leichtes Ziehen in der linken Oberschenkelrückseite spüren. Beide Hände ruhen auf dem ausgestreckten Bein. Halten Sie den Rücken dabei stets gerade. Um die Waden mit ins Spiel zu bringen, können Sie zusätzlich die Zehen des gedehnten Beins zum Knie hin anziehen.

→ Danach die Übung mit dem anderen Bein ausführen.

**Tipp:** Entspannen Sie sich während des Stretchings auch mental und befreien Sie sich von dem gewohnten Leistungsdenken. Jeder hat seine persönlichen Dehnungsgrenzen. Versuchen Sie nichts zu erzwingen, sondern hören Sie auf die Signale Ihres Körpers.

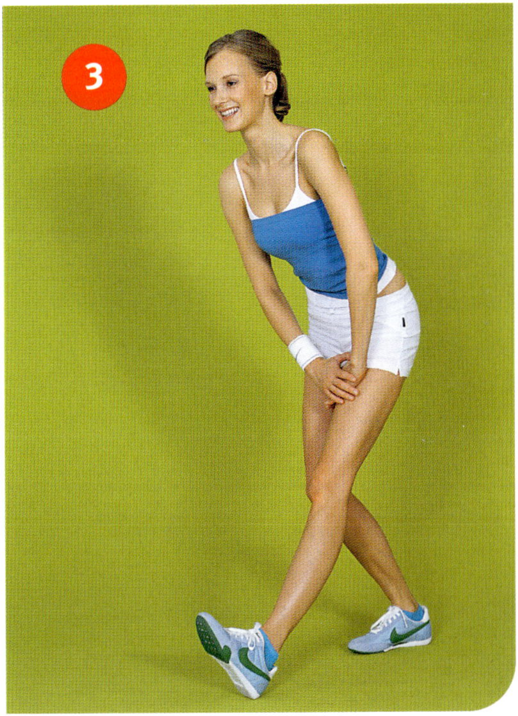

# 2. TAG: WORKOUT-QUICKIE FÜR RÜCKEN & BRUST

## Let's move:

Wählen Sie einen der ab Seite 8 vorgestellten Kardio-Moves aus, der Sie in 60 Sekunden auf Touren bringt.

### 1 Let's work: Rückenpower

Stellen Sie sich mit hüftbreit geöffneten Beinen aufrecht hin und strecken Sie Ihre Arme nach oben aus.

→ Wickeln Sie nun dabei das Thera-Band um beide Hände und halten Sie es mit leicht gebeugten Ellbogen über den Kopf.

→ Ziehen Sie jetzt das Band nach beiden Seiten auseinander und in den Nacken. Die Ellbogen bewegen sich dabei hinter den Körper und die Schulterblätter aufeinander zu. Nehmen Sie bewusst die Spannung im oberen Rücken wahr.

→ Strecken Sie die Arme wieder langsam nach oben aus, ohne jedoch die Spannung ganz aufzulösen. Die Ellbogen bleiben während der gesamten Übung gebeugt und der Kopf aufrecht.

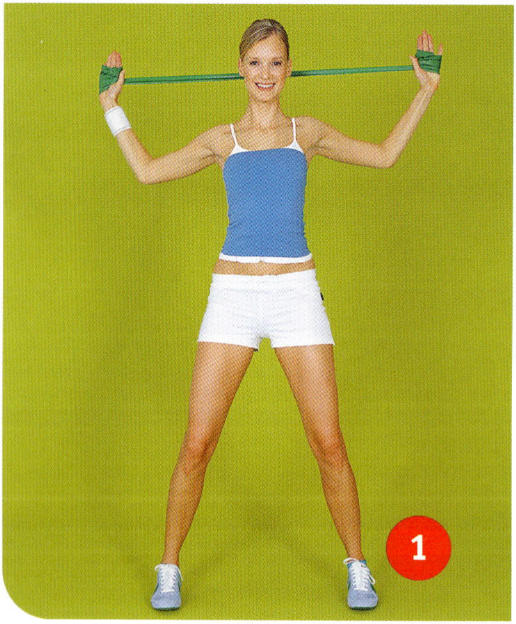


### Für Fortgeschrittene:

Führen Sie die Übung im Wechsel mit einem Arm aus. Der jeweils andere Arm hält das Band gespannt dagegen.

### 2 Klasse Brust

Führen Sie das Band unterhalb der Schulterblätter um den Rumpf und legen Sie sich mit geöffneten Armen auf den Rücken, die Handflächen zeigen nach vorn.

→ Die Arme nun nach oben strecken und die Hände zur Brustmitte hin zusammenführen. Drehen Sie die Arme dabei so ein, dass am Ende die Handflächen zueinander zeigen.

→ Senken Sie die Arme langsam und konzentriert wieder ab, aber halten Sie dabei die Spannung im Band.

### ❸ Let's relax: Bruststretch

Machen Sie mit dem rechten Bein einen Ausfallschritt nach vorn. Strecken Sie zunächst die Arme in Brusthöhe gerade zur Seite aus. Dann die Unterarme etwas nach schräg oben anwinkeln. Die Handflächen zeigen dabei zum Körper. Setzen Sie Ihren Rücken bewusst von der Lendenwirbelsäule bis zum Nacken unter Spannung.

→ Jetzt die Ellbogen zurückziehen und gleichzeitig die Schulterblätter so weit wie möglich zusammenführen. Versuchen Sie außerdem, während der Dehnung die Schultern nach unten zu ziehen.

**Tipp:** Um die Übung zu intensivieren, stellen Sie sich in einen Türrahmen, die Arme sind im Ellbogengelenk um 90 Grad angewinkelt. Neigen Sie sich nun leicht nach vorn.

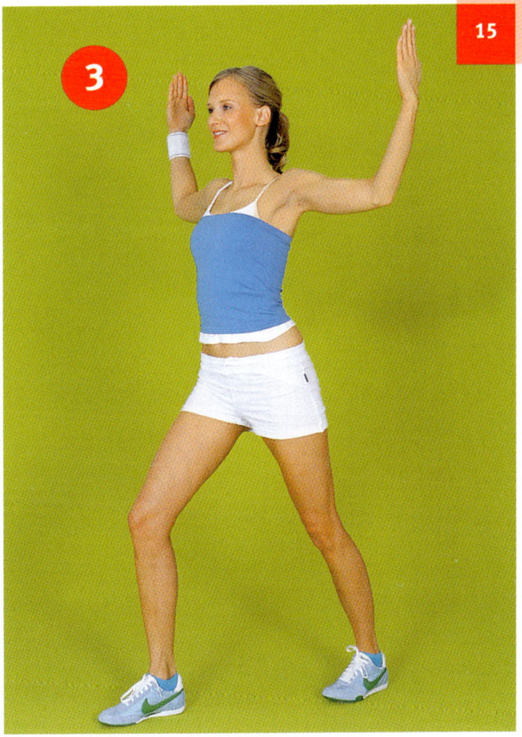


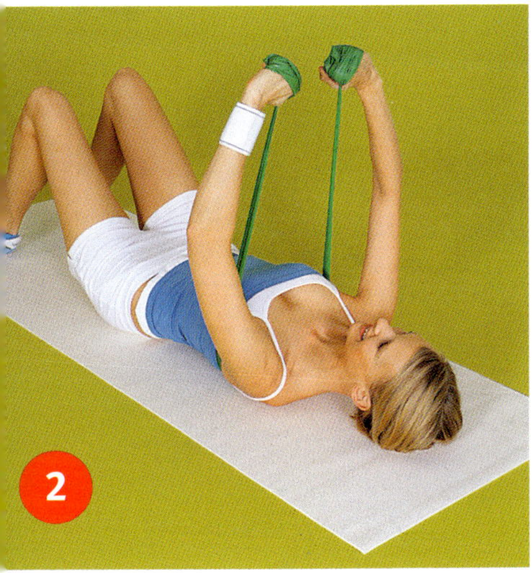


## ZUR RUHE KOMMEN

Machen Sie sich eines der schönsten und mittlerweile leider selten gewordenen Geschenke: **Zeit.**

Radio und Fernseher aus und Telefonstecker raus. Verwöhnen Sie sich nach den Übungen mit einem warmen Bad. Kerzen und Duftöle wie **Neroli, Rose oder Bergamotte** schaffen dabei eine beruhigende und entspannende Atmosphäre.

# 3. TAG: SCHÖNE SCHULTERN & FLACHER BAUCH

## Let's move:

Wählen Sie einen der ab Seite 8 vorgestellten Kardio-Moves aus, der Sie in 60 Sekunden auf Touren bringt.

### 1 Let's work: Seitheben im Stand

Stellen Sie sich in einen weiten Ausfallschritt und legen Sie das Band um die Fußmitte des vorderen Beins. Die Ellbogen sind leicht gebeugt.

→ Heben Sie jetzt die Arme seitlich neben dem Körper in die Waagerechte. Die Hände befinden sich in Schulterhöhe, die Handrücken zeigen dabei zur Decke.

### SIE HABEN DIE WAHL

Je nach Ihrem momentanen Fitnesslevel können Sie die **Grundspannung** des Power-Bandes verändern, indem Sie es kürzer oder länger fassen. Kaufen Sie sich am besten gleich **zwei Bänder in unterschiedlichen Farben.** Besonders zu empfehlen ist das rote (mittelstark) zusammen mit dem grünen Band (normal stark). Achten Sie beim Kauf auf die optimale Bandlänge von **1,50 bis 2,50 Metern.**

→ Damit Ihre Muskeln optimal belastet werden, führen Sie das Band langsam und konzentriert in die Ausgangsposition zurück. Nicht zurückschnellen lassen!

### Für Fortgeschrittene:

Heben Sie jeweils im Wechsel einen Arm an und trainieren Sie jede Seite isoliert. Halten Sie die Handgelenke dabei immer gerade.

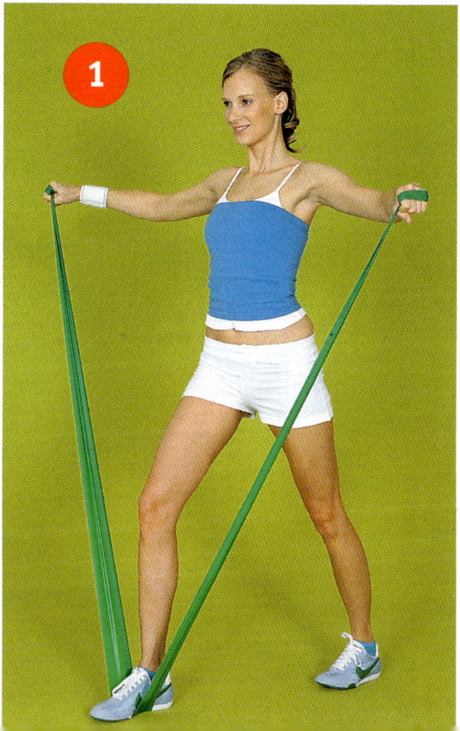

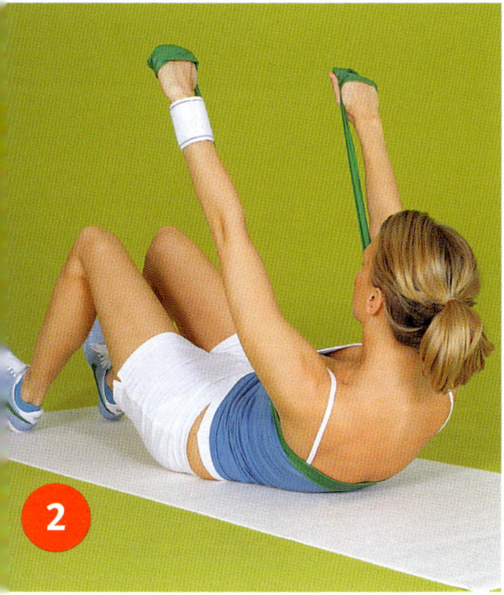

## ❷ Band-Crunch

Legen Sie sich auf dem Rücken und winkeln Sie die Beine an. Das Band verläuft unter Ihren Schultern, die Enden halten Sie stets fest in den Händen.

→ Schieben Sie nun Ihre Arme, den Oberkörper und den Kopf senkrecht nach oben in Richtung Decke und senken Sie sich dann bis kurz vor dem Boden wieder ab.

→ Bei jedem Anheben ausatmen! Das Band sollte immer eine gewisse Grundspannung behalten und niemals durchhängen.

## ❸ Let's relax: Drehsitz

Setzen Sie sich mit aufrechtem Rücken hin, Ihre Beine sind lang nach vorn gestreckt. Das rechte Bein anwinkeln und den rechten Fuß neben der Außenseite des linken Knies aufstellen. Der linke Arm liegt auf der Außenseite des rechten Unterschenkels. Stützen Sie sich mit dem rechten Arm hinter dem Po ab und drehen Sie den Oberkörper leicht nach rechts.

→ Nun drehen Sie langsam zuerst das Becken, dann Bauch, Oberkörper, Schultern und zuletzt den Kopf nach rechts hinten.

→ Schultern entspannt lassen, einige Atemzüge in dieser Haltung verweilen. Anschließend in die Mitte zurückkehren, beide Beine ausstrecken und kurz lockern. Dann die Seiten wechseln. **Wichtig:** Führen Sie die Drehung in der angegebenen Reihenfolge aus, nicht mit dem Kopf beginnen!

### Für Fortgeschrittene:

Winkeln Sie den am Knie positionierten Arm an und richten die Fingerspitzen nach oben.

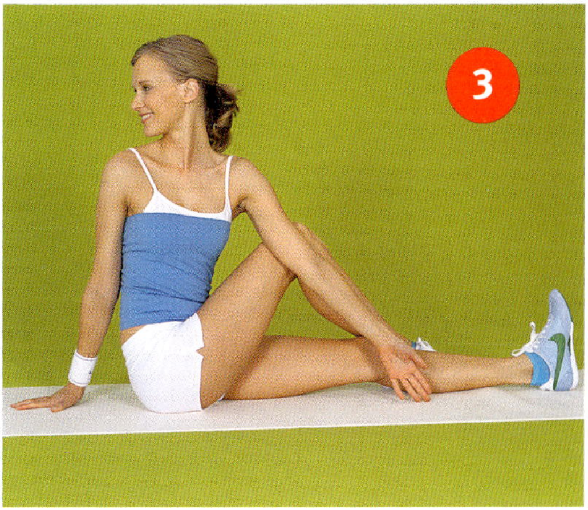

## 8 Tipps: Das macht richtig glücklich

Glück ist flüchtig. Man kann es nur finden, wenn man aufmerksam genug ist, es auch in den kleinen Augenblicken des Lebens wahrzunehmen. Zufriedene Menschen zeichnen sich dadurch aus, dass sie in der Lage sind, die Glücksmomente zu genießen, die uns der Alltag bietet. Geld, Schönheit und Erfolg spielen dabei keine große Rolle. Nach neuesten Erkenntnissen machen sie lediglich 15 Prozent unseres Glücksquotienten aus. Sicher ist Armut keine gute Basis für Zufriedenheit. Doch ab einem gewissen Wohlstand bedeutet mehr Besitz nicht gleich mehr Erfüllung. Hier finden Sie ein paar Strategien, wie Sie das Glück ein wenig mehr an sich binden können.

### 1 Seien Sie königlich

So sorgen sie für ein tägliches Hochgefühl: Machen Sie sich zuerst ganz klein – gesenkter Blick, runder Rücken – und gehen Sie dann in eine große aufrechte Haltung über. Schultern zurücknehmen, das Brustbein anheben, den Bauch etwas anspannen und den Blick nach vorn richten. Spüren Sie, wie sich Ihre Selbstwahrnehmung dabei verändert?

### 2 Seien Sie dankbar

Ab jetzt ist Schluss mit frustig. Lenken Sie immer wenn Sie sich unwohl fühlen Ihre Aufmerksamkeit auf etwas, wofür Sie dankbar sein können. Manchmal genügt schon eine warme Dusche, ein gutes Buch oder ein leckeres Essen in gemütlicher Atmosphäre. Das schärft die Sinne für die erfreulichen Erscheinungen des Lebens. Bald entdecken Sie ganz von selbst die Dinge, die Sie glücklich machen. Innerhalb weniger Wochen verändert sich Ihre gesamte Wahrnehmung, und Ihnen wird schnell klar, wie schön Ihr Leben eigentlich ist.

### 3 Gewinnen Sie mehr positive Energie

Richten Sie Ihre Gedanken auf das Gute und Schöne in Ihrem Leben: Freuen Sie sich über das, was Ihnen gelungen ist, über das, was Sie Neues gelernt und erreicht haben. Sie werden merken, dass Ihre Lebensenergie Ihnen dorthin folgt. Psychologen wissen schon lange: Wir folgen unbewusst unseren inneren Bildern und Wünschen. Seien Sie davon überzeugt, dass Ihnen Ihr Leben das geben wird, was Sie brauchen. Negative Selbstbilder werden so allmählich durch positive ersetzt.

### 4 Sie machen die Regeln

Versuchen Sie öfter das Leben als ein Spiel zu sehen. Je besser Ihnen das gelingt, desto leichter können Sie es bewältigen. Alle Regeln, auch die im Job, sind willkürlich festgelegt. Wer Spaß daran hat, kann mitmachen oder aber nach einem neuen Spiel Ausschau halten. Fragen Sie sich, was Ihnen wirklich wichtig ist. Spielen Sie das Spiel Ihres Lebens auf Ihre Art und Weise. Scheuen Sie sich dabei nicht, ungeschriebene Gesetze zu brechen, wie »Der Einzelne ist nicht wichtig« oder »So einen Job kündigt man nicht«. Oft rauben die Ihnen nur unnötig Energie. Und ihre

Sinnlosigkeit wird deutlich, wenn Sie sie hinterfragen. Jeder Mensch ist wichtig, und Ihr Traumberuf muss wohl kaum jedermanns Sache sein. Sie haben die Wahl, nicht länger nur Spielball zu sein und das Leben selbst zu bestimmen.

## 5 Wachen Sie auf

Viele verbringen ihr Leben wie in Trance. Wie programmierte Roboter folgen sie ihrer Alltagsroutine. Dabei bietet das Leben ungeheuer viele schillernde Facetten. Verlieren auch Sie nicht Ihre Bereitschaft Neues zu lernen, so bleiben Sie stets offen für alle Möglichkeiten und Chancen, die Ihnen das Leben bietet. Das Glück gedeiht dort am besten, wo wir aufmerksam sind. Nutzen Sie alle Ihre Sinne, um das Aufgenommene zu beurteilen, und erkennen Sie so, was Ihnen wirklich Freude macht.

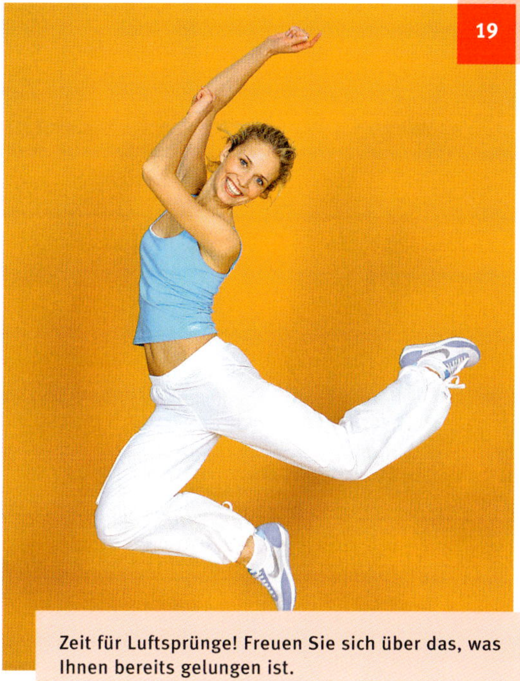

**Zeit für Luftsprünge! Freuen Sie sich über das, was Ihnen bereits gelungen ist.**

## 6 Bleiben Sie sich treu

Lassen Sie sich nicht verbiegen und gehen Sie unbeirrt Ihren Weg. Seien Sie stolz auf das, was Sie ausmacht! Gehen Sie einfühlsam mit sich um und werden Sie Ihr bester Freund, indem Sie kontinuierlich Ihre positiven Charaktereigenschaften und Tugenden stärken. Denn letztlich ist ein positives Selbstwertgefühl der Schlüssel für den erfüllten Umgang mit anderen Menschen.

## 7 Nutzen Sie die Kraftquelle der Freundschaft

Der Kontakt zu anderen ist die beste Investition in die eigene Zufriedenheit. Die meisten Menschen fühlen sich am wohlsten, wenn sie mit anderen etwas unternehmen. Nicht umsonst gelten Liebe, Freundschaft und Geselligkeit als die Grundlagen für ein glückliches Leben.

## 8 Feiern Sie jeden Augenblick

Lernen Sie zu lieben, was gerade ist. Tun Sie alles mit voller Konzentration, bleiben Sie bei einer Sache – und sei sie noch so unangenehm oder unwichtig. Die meisten Menschen verpassen ihr Leben, da sie mehr in der Zukunft oder Vergangenheit leben als im Hier und Jetzt. Versuchen Sie im gegenwärtigen Augenblick ganz aufzugehen.

# 4. TAG: SCHÖNE BEINE & KNACKIGER PO

## Let's move:

Wählen Sie einen der ab Seite 8 vorgestellten Kardio-Moves aus, der Sie in 60 Sekunden auf Touren bringt.

### ❶ Let's work: Sidelift

Stellen Sie sich mit hüftbreit gespreizten Beinen und leicht gebeugten Knien hin. Das Gummiband wird an den Enden zusammengeknotet und so um die Fesseln gelegt, dass es leicht gespannt ist.

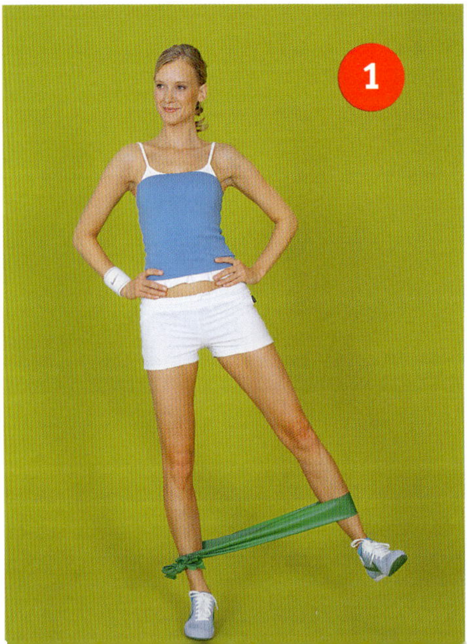


→ Ziehen Sie jetzt ein Bein gegen den Widerstand des Bandes zur Seite.
Das Fußgelenk des arbeitenden Beins ist dabei angewinkelt, und die gesamte Bewegung geht von der Ferse aus.
→ Führen Sie die Bewegung so weit aus, bis die Hüfte zur Seite ausweichen will.
→ Seitenwechsel nach jedem Durchgang.
**Tipp:** Das Gleichgewicht lässt sich leichter halten, wenn Sie sich auf der Seite des Standbeins mit der Hand an einer Wand abstützen.

### Für Fortgeschrittene:

Fixieren Sie das Band an einem schweren Gegenstand, etwa an Ihrem Ess- oder Schreibtisch. Verknoten Sie es zu einem Ring und legen Sie es um die Fessel des arbeitenden Beins. Alternativ können Sie diese Übung auch in Seitlage auf dem Boden ausführen.

### ❷ Po-Press-up

Stellen Sie sich aufrecht hin, die Füße hüftbreit auseinander, die Hände in die Taille gestützt.
→ Legen Sie das Power-Band mit den verknoteten Enden so um die Fesseln, dass es bereits gespannt ist. Bauch- und Pomuskeln anspannen. Ein Bein gestreckt so weit wie möglich nach hinten ziehen. Schwung und Hohlkreuz dabei vermeiden.
→ Die Spannung halten, bis acht zählen und

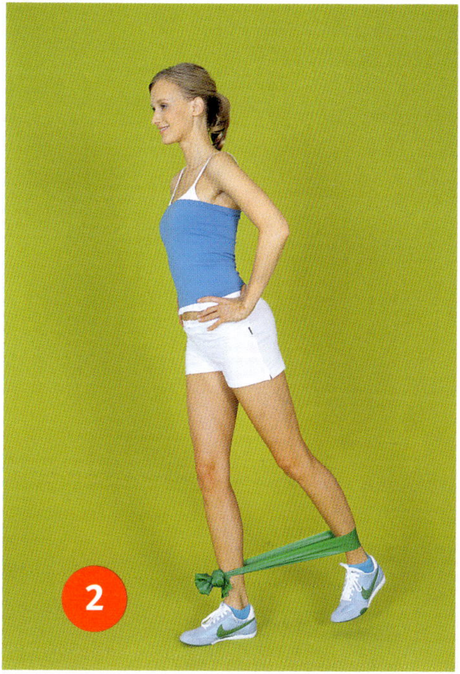


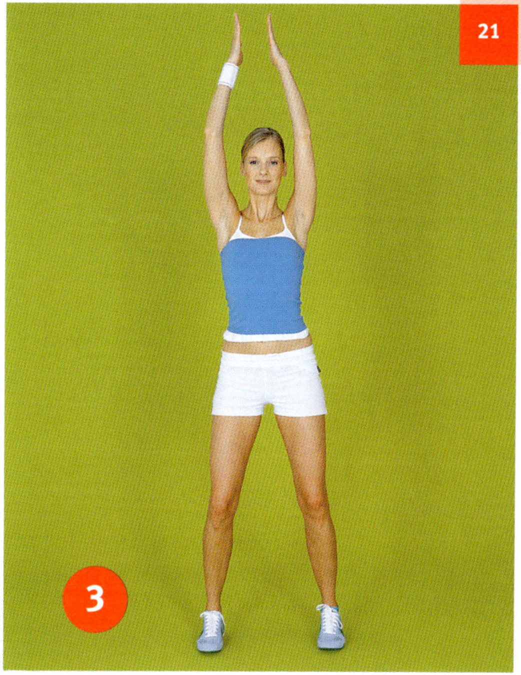


dann langsam wieder zurück in die Grundposition gehen. Das Band bleibt die ganze Zeit angespannt.

→ Nach jedem Durchgang die Seite wechseln.

## Für Fortgeschrittene:

Auch hier fixieren Sie das Band an einem schweren Gegenstand, zum Beispiel an Ihrem Ess- oder Schreibtisch.

## ❸ Let's relax: Energie tanken

Bewusstes Atmen ist die Geheimformel für Entspannung und mehr Energie: Stellen Sie sich entspannt vor ein offenes Fenster. Die Beine sind leicht gegrätscht, die Knie etwas gebeugt.

→ Während Sie tief durch die Nase einatmen, führen Sie die gestreckten Arme über die Seiten nach oben bis über den Kopf. Atmen Sie bewusst in den Bauch ein und geben Sie Ihren Lungen mehr Raum, damit sie reichlich Sauerstoff tanken können.

→ Jetzt durch den Mund hörbar die Luft wieder ausströmen lassen. Beim Ausatmen die Arme wieder senken, die Hände vor dem Körper kreuzen.

→ Nach einer kurzen Pause wiederholen Sie die Übung fünf- bis sechsmal langsam, im Zeitlupentempo. Sie werden schnell spüren, wie sich ein angenehmes Gefühl der Entspannung und des Vertrauens in die Kraft des eigenen Körpers einstellt.

# 5. TAG: WORKOUT-QUICKIE FÜR RÜCKEN & BRUST

## Let's move:

Wählen Sie einen der ab Seite 8 vorgestellten Kardio-Moves aus, der Sie in 60 Sekunden auf Touren bringt.

### ❶ Let's work: Horizontale Fliegende Reverse

Legen Sie sich flach auf den Rücken. Ein Bein ist gebeugt auf dem Boden aufgestellt. Das andere ist leicht angewinkelt und senkrecht nach oben gestreckt.
→ Das Band über den Fuß des angehobenen Beins legen.
→ Greifen Sie die Enden des Bandes. Wickeln Sie es bereits in dieser Position so weit auf, dass die Spannung spürbar wird.
→ Jetzt bewegen Sie die fast gestreckten Arme in einem weiten Bogen gegen den Widerstand des Bandes zum Boden. Der leichte Winkel im Ellbogengelenk verändert sich dabei nicht.
→ Die Position einen Atemzug lang halten, dann die Arme langsam zurück zum Bein führen.
Kurz bevor das Band seine Spannung verliert, Arme wieder senken. Nach 7 bis 8 Durchgängen das Bein wechseln.

### ❷ Chestpress im Stand

Stellen Sie sich in einen weiten Ausfallschritt und legen Sie das Band um die Fußmitte des zurückgestellten Beins. Die Ellbogen zeigen nach außen. Wählen Sie die Länge des Bandes so, dass es bereits in dieser Position unter Spannung steht.

### ZEIT FÜR ENTSPANNUNG

Kalkulieren Sie immer **etwas mehr Zeit** für die **jeweiligen Aktivitäten** eines Tages ein, als Sie voraussichtlich brauchen. So schaffen Sie sich **Ruhepausen,** die Sie einfach nur für sich und Ihre Entspannung nutzen können.

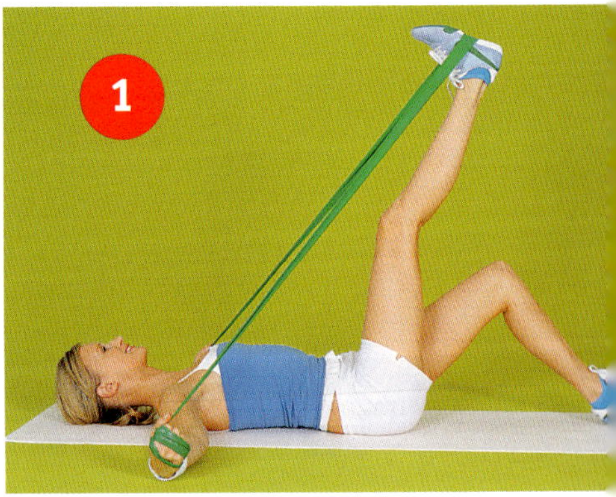

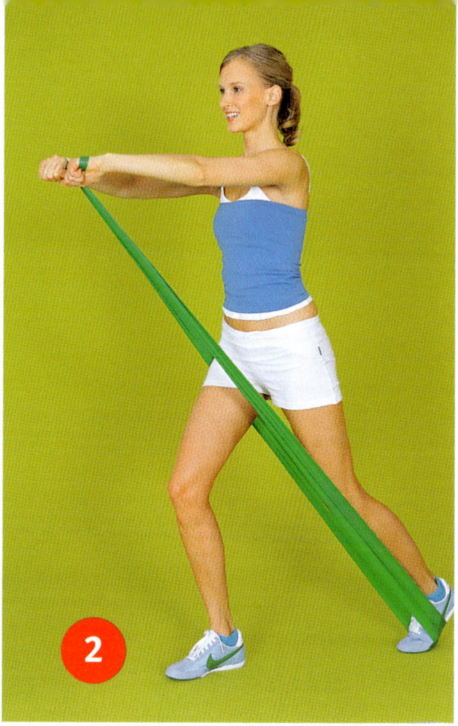

## ❸ Let's relax: Rücken-Relax

Legen Sie sich zunächst in Rückenlage flach auf eine Matte. Kopf und Nacken sind lang gestreckt.

→ Ziehen Sie beide Beine angewinkelt zum Oberkörper heran, halten Sie die Knie mit den Armen umschlungen und ziehen Sie sie noch weiter Richtung Brust.

→ Nun heben Sie den Kopf und den oberen Rücken an. Führen Sie die Stirn langsam Richtung Knie.

→ Werden Sie jetzt ganz rund, aber kommen Sie nur so weit hoch, dass es Sie nicht anstrengt.

→ Einige Atemzüge lang in dieser Position bleiben, dann langsam die Haltung wieder auflösen. Wiederholen Sie die Übung 2- bis 3-mal.

→ Strecken Sie nun gleichzeitig die Arme nach vorn, bis sie fast gerade sind. Achten Sie darauf, dass die Handgelenke stets gerade gehalten werden und dass Sie in der Bewegung die Schultern nicht nach oben ziehen.

→ Bewegen Sie sich langsam wieder zurück in die Ausgangsposition.

→ Seitenwechsel nach 3 bis 4 Durchgängen.

### Für Fortgeschrittene:

Senken Sie mit dem Strecken der Arme das hintere Knie fast bis zum Boden ab, bis sich der Oberschenkel des vorderen Beins parallel zum Boden befindet. Beim Zurückführen wieder nach oben kommen, bis das vordere Knie fast gestreckt ist.

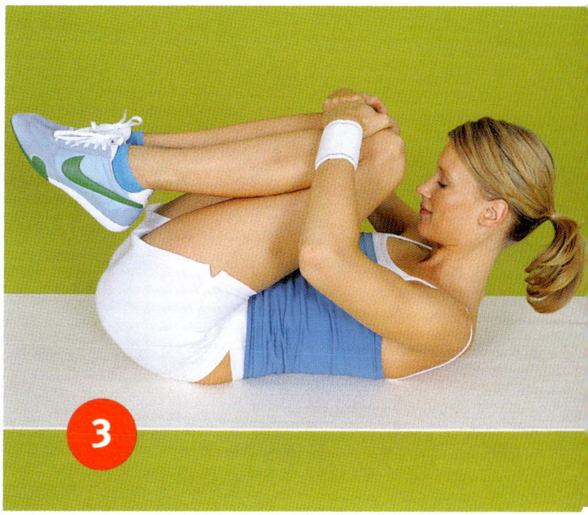

# 6. TAG: SCHÖNE SCHULTERN & FLACHER BAUCH

## Let's move:

Wählen Sie einen der ab Seite 8 vorgestellten Kardio-Moves aus, der Sie in 60 Sekunden auf Touren bringt.

### 1 Let's work: Frontziehen

Sie stehen in Schrittstellung, das Power-Band ist unter dem Fußballen des vorderen Fußes fixiert.

→ Belasten Sie jetzt das vordere Bein und verlagern Sie den Oberkörper nach vorn. Beide Knie sind leicht gebeugt.

→ Fassen Sie das Band mit einem handbreiten Abstand vor dem Körper und bringen Sie es unter Spannung. Die Ellbogen zeigen bei dieser Übung nach außen.

→ Heben Sie die Arme und ziehen Sie das Band nah am Körper bis zum Brustbein nach oben. Die Schultern dabei unten lassen. Das Band behält die ganze Zeit eine gewisse Grundspannung.

### 2 Push-Crunch

Sie befinden sich in Rückenlage: Beide Beine sind um 90 Grad angewinkelt und angehoben. Alternativ können Sie auch ein Bein

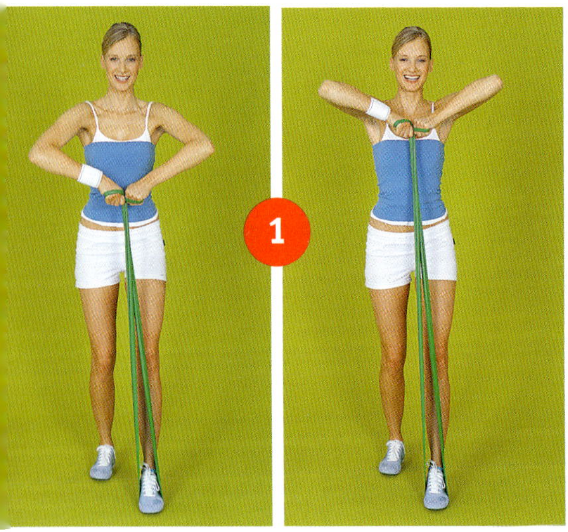

1

## VARIIEREN SIE DEN SCHWIERIGKEITSGRAD

Der **Schwierigkeitsgrad** sämtlicher Übungen, bei denen das Thera-Band mit den Füßen fixiert wird, lässt sich ganz leicht und schnell durch die jeweilige Standposition variieren.

- **Leicht:** fixiert unter **einem Fuß** in der Schrittposition
- **Mittel:** fixiert unter **beiden geschlossenen** Füßen
- **Schwer:** fixiert unter den **geöffneten Füßen**

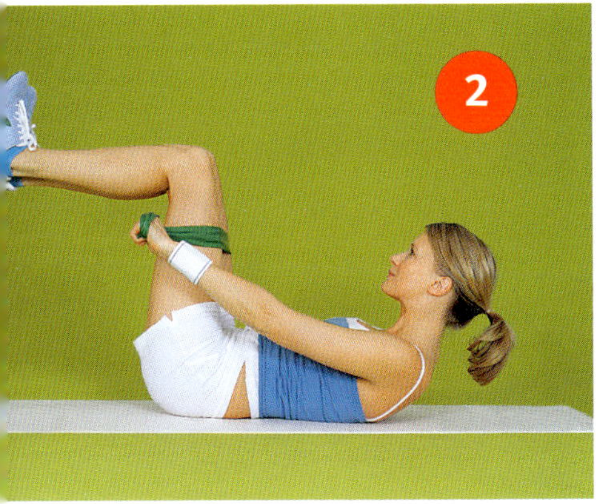

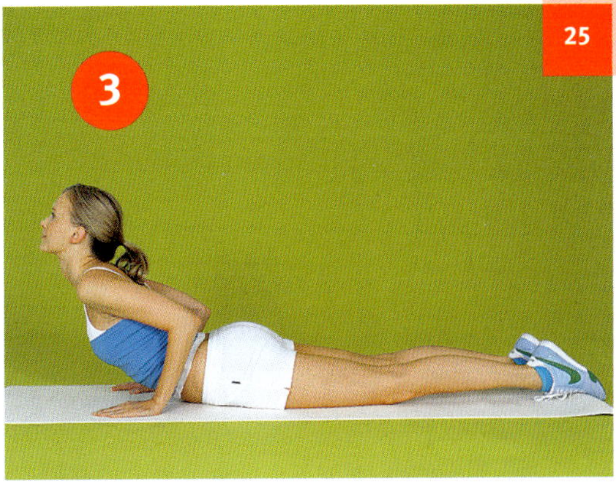

flach auf den Boden legen und das andere anwinkeln und anheben.

→ Halten Sie das Power-Band angespannt zwischen den nach vorn ausgestreckten Händen und legen es an die Oberschenkel.

→ Heben Sie nun den Oberkörper vom Boden ab und schieben Sie die gestreckten Arme langsam gegen den Widerstand des Bandes gerade nach vorn.

### Für Fortgeschrittene:

Heben Sie beide Beine angewinkelt an und fassen das Band doppelt.
Weitere Steigerung: Neigen Sie sich mit dem Aufrichten abwechselnd nach rechts und links, ohne den Oberkörper abzusenken.

### 3 Let's relax: Kobra

Sie liegen in Bauchlage auf der Matte. Stützen Sie die Handflächen auf Schulterhöhe ab, die Ellbogen sind eng am Körper.

→ Den Oberkörper von der Stirn an langsam nach oben heben. Bis zur Bauchmitte hochkommen und zum Abschluss den Kopf in den Nacken legen.

→ Nach 8 bis 10 Atemzügen den Oberkörper langsam wieder absenken. 3-mal wiederholen.

### Für Fortgeschrittene:

Den Brustkorb nach vorn oben anheben, die Schulterblätter in Richtung Gesäß führen und die Hände in den Boden drücken.

## PFLEGETIPPS FÜRS BAND

- **Vermeiden Sie Einrisse im Band,** damit es stabil bleibt. Tragen Sie deshalb keine Turnschuhe mit starkem Sohlenprofil.
- **Reinigen Sie das Band** alle zwei bis drei Wochen mit klarem Wasser. Damit das Material **nicht verklebt und griffig bleibt,** bestäuben Sie es anschließend mit Babypuder.
- Bewahren Sie das Thera-Band **unverknotet** bei Zimmertemperatur auf und vermeiden Sie **direkte Sonneneinstrahlung** oder Heizungswärme.

## 8 Tipps: So halten Sie durch

Vertrauen Sie der Weisheit Ihres Körpers: Prüfen Sie die Ratschläge und testen Sie die vorgeführten Übungen in diesem Buch! Wer auf Anhieb eine der vorgeschlagenen Übungen nicht schafft oder sie einfach nicht mag, der hat keinen Grund zur Sorge. Variieren Sie das Programm nach Ihren persönlichen Vorlieben. Selbstverständlich können Sie so später auch ganz schnell und einfach Ihre ganz persönlichen Workout-Ouickies zusammenstellen. Viel Spaß dabei!

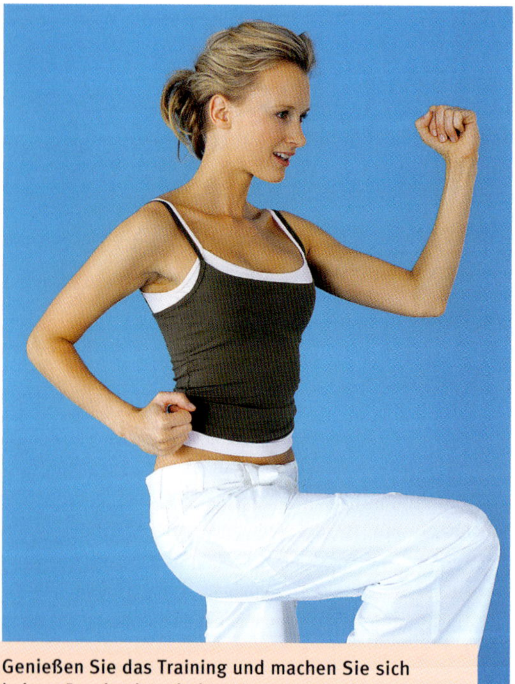

**Genießen Sie das Training und machen Sie sich keinen Druck mit zu hohen Erwartungen.**

### ❶ Ein Wunderwerk der Natur

Betrachten Sie bei der Übungsausführung und -auswahl Ihren ganzen Körper stets als ein wunderbar ausgeklügeltes System. Erklären Sie nicht einzelne Bereiche zu »Problemzonen«. Verabschieden Sie sich von der Einstellung, Ihren Körper einzuteilen in schön und unschön.
Vielleicht könnten Ihre Oberschenkel ein wenig schlanker sein – na und? Die wirkliche Problemzone sitzt meistens im Kopf. Setzen Sie genau an diesem Punkt an. Söhnen Sie sich mit Ihrem Selbstbild aus. Freuen Sie sich und nehmen Sie Ihren Körper an, als das was er ist: ein Wunderwerk der Natur, bei dem alles perfekt zusammenspielt und sich optimal ergänzt.

### ❷ Sagen Sie Ja zu sich selbst

Wenn Sie sich in Ihrem Körper zu Hause fühlen, ist Ihre Stimmung automatisch positiver und die Seele im Lot. Entwerfen Sie im Kopf ein Bild von sich, wie Sie aussehen wollen, wenn Sie Ihr Ziel erreicht haben. Sehen Sie sich selbst, wie Sie gehen, lächeln, sprechen. So sind Sie beim Üben entspannter und beweglicher und wiederum bestens gegen kleine Alltagskrisen gewappnet.

### ❸ Ihr größter Luxus, das sind Sie selbst

Genießen Sie das Training losgelöst von Ihren Erwartungen. Spüren Sie einfach die

Freude an der Bewegung und den anschließenden Stolz, es durchgezogen zu haben. Machen Sie Lust und Spaß zu Ihren Verbündeten, und der innere Schweinehund wird nicht mehr kläffen. Genießen Sie die Zufriedenheit, Ihren Zielen mit jedem Tag ein Stück näher zu kommen.

### ❹ Sie sind klasse!

Stärken Sie Ihr Ego kontinuierlich durch positive Affirmation, sagen Sie sich immer wieder: »Ich schaffe das!« Oder Sie begrüßen Ihr Spiegelbild jeden Morgen mit einem »Du bist echt klasse«. So programmieren Sie Gehirn und Körper auf Erfolg und stärken den Willen, das eigene Potenzial auszuschöpfen. Das kostet zu Beginn vielleicht ein wenig Überwindung, aber es wirkt garantiert.

### ❺ Lernen Sie zu meditieren

In der Meditation versuchen Sie, Ihren Geist frei zu machen von allen Gedanken. Sie konzentrieren sich nur auf das Hier und Jetzt. Es reichen auch oft schon einige Minuten. Die einfachste Möglichkeit ist oft, eine Weile aus dem Fenster zu schauen. Suchen Sie sich ein nahe gelegenes Motiv aus. Betrachten Sie die ziehenden Wolken oder die Baumwipfel im sanften Wind. So lösen Sie sich von Ihren belastenden Gedanken und finden innere Ruhe.

### ❻ Denken Sie positiv

Selbstzweifel bremsen unsere Lebensfreude, indem sie positive emotionale Energien rauben. Wenn Sie sich dabei ertappen, wie Sie sich selbst fertig machen, rufen Sie: innerlich »Stopp!« Versuchen Sie die Ursachen für diese »Kritteleien« herauszufinden. Ersetzen Sie das negative Selbstbild »In die enge Jeans passe ich sowieso nie wieder« durch ein positives. Stellen Sie sich vor, wie toll Sie in der Jeans aussehen werden. Glauben Sie an sich!

### ❼ Nobody is perfect

Planen Sie Rückschläge und schwache Momente mit ein. Ein schlechter Tag oder ein Muskelkater ist noch lange kein Grund, gleich ganz aufzugeben. Statt sich Vorwürfe zu machen, sollten Sie sich gut zureden – wie Sie es bei einem Freund machen würden. Raffen Sie sich auf und trainieren Sie diszipliniert weiter. Sehen Sie das bisher Erreichte, nicht das Verpatzte. Sie bleiben dran, und bald ist das regelmäßige Training ein Selbstläufer. Die Regelmäßigkeit befördert den Sport zu einem Selbstverständnis, genauso wie Essen oder Zähneputzen. So wird der innere Schweinehund ausgetrickst und der gesunde Lebensstil zu einer Gewohnheit für Sie.

### ❽ Setzen Sie eine Belohnung aus

Wer fleißig trainiert, der darf sich auch öfter einmal etwas gönnen. Legen Sie noch heute eine Belohnung fest, indem Sie einen ordentlichen Betrag auf Ihrem Sparbuch für sich als Prämie reservieren. Haben Sie 4 Wochen durchgehalten, wird ein neuer Sportdress gekauft, oder bei einem Wohlfühl-Tag richtig entspannt. Das versetzt dem Unterbewusstsein einen richtigen Motivationskick und regt die Ausschüttung von körpereigenen Glückshormonen an.

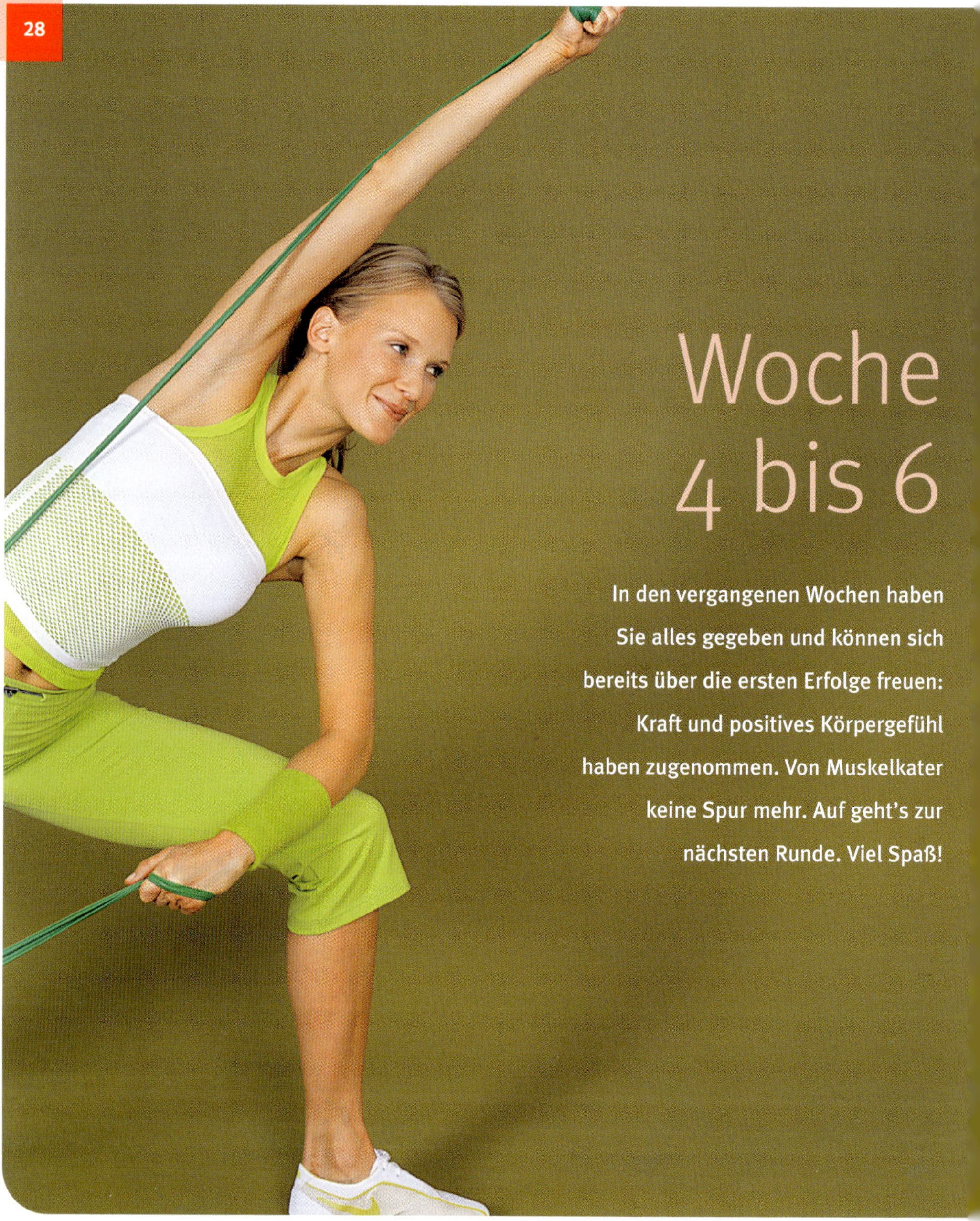

# Woche 4 bis 6

**In den vergangenen Wochen haben Sie alles gegeben und können sich bereits über die ersten Erfolge freuen: Kraft und positives Körpergefühl haben zugenommen. Von Muskelkater keine Spur mehr. Auf geht's zur nächsten Runde. Viel Spaß!**

# WEITER ZUR BESTFORM

In den kommenden drei Wochen halten Sie Ihren Körper regelmäßig mit neuen Übungen auf Trab. So vermeiden Sie Nachlässigkeiten und Langeweile. Achten Sie stets auf eine straffe Haltung und arbeiten Sie weiter konzentriert, dann werden Sie auch die anspruchsvollsten Übungen meistern. Generell gilt: Falls bei der einen oder anderen Variante Probleme auftreten, so lassen Sie nicht den Kopf hängen: Schöpfen Sie einfach aus dem Fundus der vergangenen Wochen und greifen Sie auf eine der vorherigen Übungen zurück. Wechseln Sie erst zu den neuen Bewegungsabläufen, wenn Sie wirklich bereit dazu sind. Zugegeben, das Training ist anstrengend. Das Ziel ist aber auch anspruchsvoll. Schließlich wollen Sie nicht nur jetzt, sondern auch in Zukunft Ihr neues, positives Lebensgefühl auskosten.

## 8 REGELN FÜR EIN GLÜCKLICHES LEBEN

**1. Erledigen Sie jeweils nur eine Sache** zur gleichen Zeit.

**2. Hören Sie auf Ihren Körper.** Wesentliche Impulse kommen aus Ihrem Bauch.

**3. Lachen Sie öfter über sich selbst** – und Sie werden nicht im Sumpf der Alltagsprobleme versinken.

**4. Achten Sie auf Kleinigkeiten.** Was zählt, ist nicht nur der große Lottogewinn.

**5. Lernen Sie Nein zu sagen.** Tun Sie lieber weniger, aber das aber aus ganzem Herzen.

**6. Seien Sie offen** für die Genüsse des Lebens. Lassen Sie sich dabei nicht ablenken. Genießen Sie und seien Sie dankbar für Ihr Leben.

**7. Gehen Sie konstruktiv** mit Ihren Fantasien um, anstatt sich immer den schlimmsten aller Fälle auszumalen.

**8. Verdrängen Sie nicht Ihre Ängste** und Wut. Lassen Sie sie zu, aber erkunden Sie Ursachen und Lösungschancen.

## Nehmen Sie sich eine Auszeit

Der Alltag kann manchmal ganz schön anstrengend sein und führt häufig dazu, dass Körper und Seele ständigem Stress ausgesetzt sind und somit nicht mehr zur Ruhe kommen. Daher sollte man immer mal wieder die Notbremse ziehen und sich eine Auszeit gönnen. Nehmen Sie sich täglich 15 Minuten für sich alleine, in denen Sie nicht abgelenkt werden. Entziehen Sie sich dem ganzen Trubel, schalten Sie den Anrufbeantworter ein und das Handy aus und lassen Ihren Körper entscheiden, wozu er Lust hat. Laden Sie Ihre Akkus wieder auf, indem Sie vielleicht einfach nur mal aus dem Fenster schauen und die Gedanken schweifen lassen, oder gemütlich auf der Couch lümmeln und entspannen.

# 1. TAG: SCHÖNE BEINE & KNACKIGER PO

## Let's move:

Wählen Sie einen der ab Seite 8 vorgestellten Kardio-Moves aus, der Sie in 60 Sekunden auf Touren bringt.

### 1 Let's work: Kniebeuge

Stellen Sie sich mit beiden Füßen auf die Mitte des Thera-Bandes. Umfassen Sie das Band und führen Sie es über die Schultern. Die Handrücken zeigen vom Körper weg.

➔ Der Oberkörper bleibt aufrecht, die Bauchmuskulatur ist angespannt!

➔ Senken Sie nun den Oberkörper, bis die

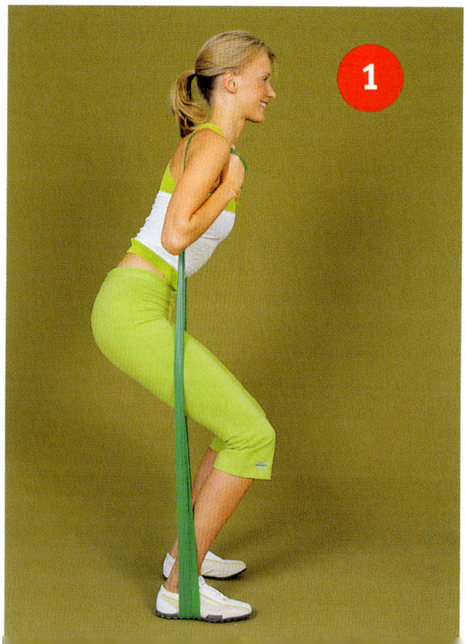

## FIT IM ALLTAG

**Es gibt viele Möglichkeiten** im Alltag etwas für die Figur zu tun. Diese Übungen können Sie unauffällig zwischendurch machen:

› **Auf dem Weg ins Bad** auf die Zehenspitzen stellen, die Arme zur Decke strecken und sich so lang wie möglich dehnen.

› **Unterwegs im Auto** ein Spannungstraining einlegen: den Po fest zusammenkneifen und den Bauch einziehen, bis die Ampel wieder grün wird. Bitte bei **jedem Stopp wiederholen!** Eignet sich auch hervorragend für lange Konferenzen.

› **Anstatt im Stau** vor Ärger ins Lenkrad zu beißen, sollten Sie es lieber mit beiden Händen fest umfassen. Die Hände einige Sekunden zusammenpressen und wieder lösen, **achtmal wiederholen.** Kräftigt Arme, Schultern und Brustmuskeln.

› **In langen Sitzungen** die Fersen heben und senken, erst rechts und links im Wechsel, dann gleichzeitig. Kräftigt die Wadenmuskeln und unterstützt die Venen, die täglich Schwerstarbeit leisten, wenn sie das Blut gegen die Schwerkraft zum Herzen hinauf hieven. Das aktiviert die Venenpumpe und verhindert somit schwere Beine.

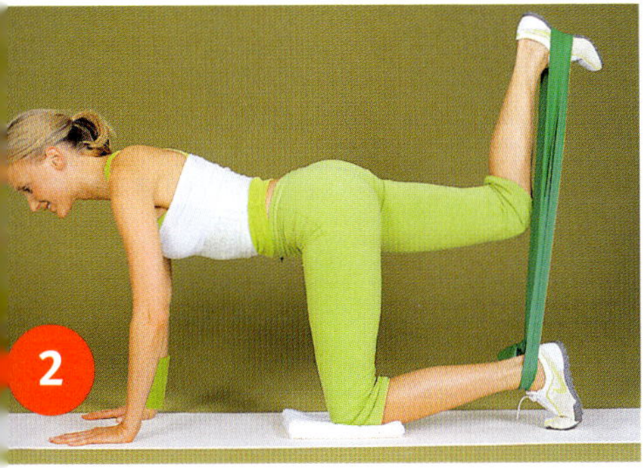

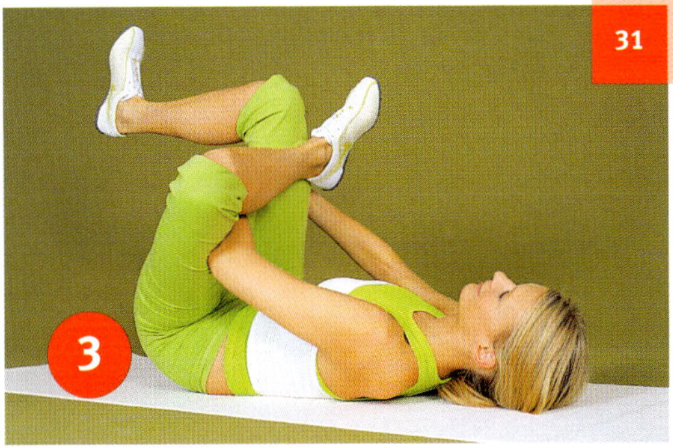

Beine rechtwinklig gebeugt sind, gerade so, als wollten Sie sich auf einen Stuhl setzen. Halten Sie dabei unbedingt den Rücken gerade.

➔ Spannung kurz halten, dann langsam zurück in die Startposition. Die Knie bleiben weiterhin leicht gebeugt.

**Tipp:** Legen Sie sich ein Handtuch über die Schultern, um eventuellen Druck durch zu hohe Spannung zu vermeiden.

## ❷ Beinheben

Legen Sie das zu einem Ring verknotete Band um Ihre Füße.

➔ Gehen Sie in den Vierfüßlerstand und heben Sie ein Bein gegen den Widerstand des Gummibandes senkrecht nach oben, bis der Oberschenkel mit dem geraden (!) Rücken auf einer Linie liegt. Oberschenkel und Wade bilden dabei einen rechten Winkel, die Fußsohle zeigt nach oben.

➔ Heben und senken Sie das Bein in kleinen Bewegungen.

➔ Halten Sie Schultern und Becken parallel zum Boden und den Kopf gerade in Verlängerung der Wirbelsäule.

➔ Seitenwechsel nach 7-mal Heben und Senken.

## ❸ Let's relax: Po-Stretch

Legen Sie sich bequem auf den Rücken, heben Sie das rechte Bein um 90 Grad angewinkelt nach oben und legen Sie das linke angewinkelt über den rechten Oberschenkel.

➔ Umfassen Sie jetzt den rechten Oberschenkel – wenn möglich falten Sie die Hände – und ziehen Sie das Bein vorsichtig zu sich heran.

➔ Gleichzeitig drücken Sie das Knie des angewinkelten linken Beins in die Gegenrichtung vom Körper weg.

**Tipp:** Spüren Sie nach der Entspannungsphase noch ein wenig nach: Wie fühlen sich meine Muskeln an? Was macht die Atmung? Hat sich etwas verändert?

### VERGESSEN SIE DAS ATMEN NICHT

**Halten Sie niemals den Atem an,** während Sie trainieren. **Atmen Sie aus,** wenn in der ersten Phase der Muskelkontraktion der Widerstand überwunden wird, und **atmen Sie ein,** wenn Sie, in die Ausgangsposition zurückkehren.

# 2. TAG: WORKOUT-QUICKIE FÜR RÜCKEN & BRUST

## Let's move:

Wählen Sie einen der ab Seite 8 vorgestellten Kardio-Moves aus, der Sie in 60 Sekunden auf Touren bringt.

### 1 Let's work: Rudern im Sitzen

Nehmen Sie das Power-Band und setzen Sie sich auf den Boden. Die Beine sind nun hüftweit geöffnet und die Knie sollten leicht gebeugt sein.

➔ Legen Sie die Mitte des Bandes um die Fußmitte. Richten Sie den Oberkörper auf und heben Sie das Brustbein an.

➔ Halten Sie die Ellbogen auf Brusthöhe, die Schultern sind dabei nach unten gezogen, Ihre Handrücken zeigen zur Decke.

➔ Ziehen Sie jetzt die Ellbogen so weit wie möglich nach hinten. Die Schulterblätter dabei bewusst zusammenziehen. Kurz die Spannung halten und dann langsam zurück in die Ausgangsposition.

➔ Achten Sie darauf, dass Sie Ihre Handgelenke stets gerade halten und dass Sie in der Bewegung die Schultern nicht nach oben ziehen.

### Für Fortgeschrittene:

Öffnen Sie die Beine etwas weiter, um das Band weiter zu verkürzen und den Widerstand zu erhöhen.

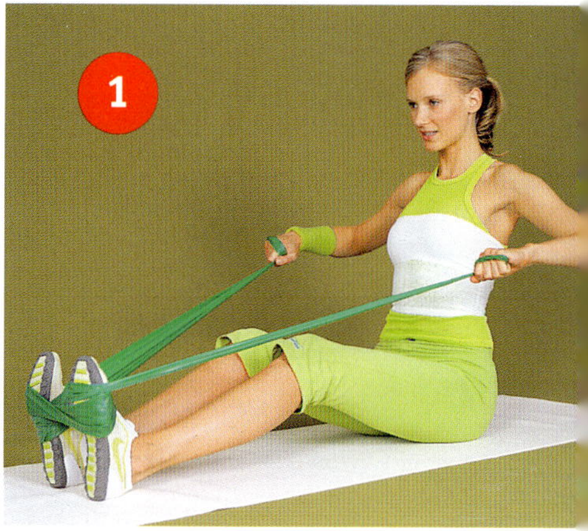


### 2 Brust-Shaper

Sie stehen aufrecht, in einem leichten Ausfallschritt. Mit dem hinteren Fuß fixieren Sie die Mitte des Bandes am Boden. Die Enden sind fest um die Hände geschlagen.

➔ Heben Sie die Arme auf Schulterhöhe an und beugen Sie die Ellbogen in dieser Position zu einem rechten Winkel.

➔ Jetzt führen Sie die Arme in einer Halbkreisbewegung kraftvoll vor dem Oberkörper zusammen. Achten Sie darauf, dass Sie die Oberarme dabei stets waagerecht halten und dass die Unterarme während des gesamten Bewegungsablaufs angewinkelt bleiben.

➔ Spannen Sie die Brustmuskulatur noch

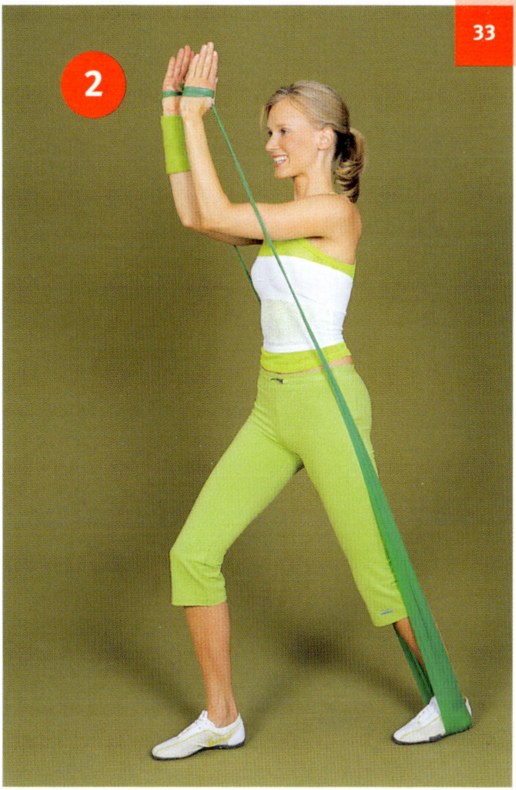

einmal ganz bewusst an, wenn sich die Unterarme vor der Körpermitte berühren. Bevor es zurück in die Ausgangsstellung geht, führen Sie die Unterarme noch einmal nach oben über den Schultergürtel.

➔ Nach jedem Durchgang die Schrittstellung wechseln und das Band entsprechend unter dem anderen Bein fixieren.

### Für Fortgeschrittene:

Heben und senken Sie die Arme einige Male vor dem Körper.

### ❸ Let's relax: Katze

Im Vierfüßlerstand sind die Knie direkt unter den Hüftgelenken und die Arme unter den Schultergelenken aufgestellt. Arme und Beine befinden sich auf einer Linie.

➔ Aus dieser Position heraus senken Sie mit dem Ausatmen den Kopf und drücken Ihren Rücken Wirbel für Wirbel zur Decke (Katzenbuckel).

➔ Sie sollten die Dehnung im Nacken und im oberen Rücken spüren. Ziehen Sie die Schulterblätter bewusst auseinander und spannen Sie die Bauchmuskulatur an.

➔ Bei der anschließenden Gegenbewegung mit dem Einatmen das Becken anheben und die Wirbelsäule so weit wie möglich nach unten sinken lassen. Den Kopf dabei sanft anheben.

➔ Lassen Sie die einzelnen Bewegungsabläufe in einem ruhigen Atemrhythmus ineinander übergehen. Und nicht vergessen: ausatmen, wenn Sie den Rücken rund machen, einatmen bei der Rückbeuge.

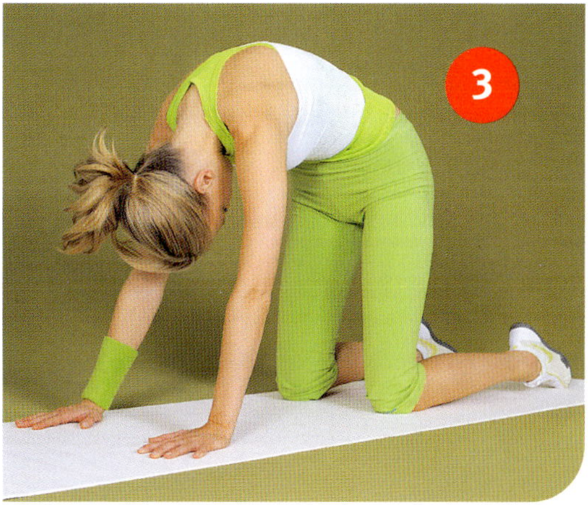

# 3. TAG: SCHÖNE SCHULTERN & FLACHER BAUCH

## Let's move:

Wählen Sie einen der ab Seite 8 vorgestellten Kardio-Moves aus, der Sie in 60 Sekunden auf Touren bringt.

### ❶ Let's work: Schulterformer

Stellen Sie sich mit dem linken Fuß auf die Mitte des Bandes. Halten Sie die Enden fest in den Händen und machen Sie einen großen Ausfallschritt zur rechten Seite.

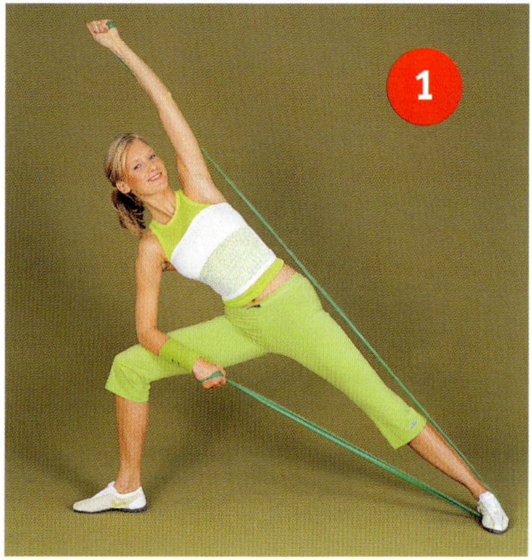


→Die Zehenspitzen des rechten Fußes zeigen nach außen, das Knie befindet sich senkrecht über dem Sprunggelenk.
→Verlagern Sie Ihr Körpergewicht auf das rechte Bein und legen Sie den rechten Unterarm auf dem rechten Oberschenkel ab.
→Jetzt strecken Sie den linken Arm in einer langsamen, fließenden Bewegung seitlich am Kopf vorbei nach oben aus. Die Schulter dabei bewusst nach unten ziehen.
→Langsam zurück in die Ausgangsposition. Halten Sie die Position für 30 Sekunden und wechseln Sie anschließend die Seite.

### 8 MINUTEN AM MORGEN

Sollte Ihr Tagesablauf von Terminen und Stress bestimmt sein, verlegen Sie Ihr Workout besser in die **Morgenstunden.** So ist die Wahrscheinlichkeit am größten, dass Sie tatsächlich zu Ihrem Training kommen. **Satte 75 Prozent der Sport-Einsteiger,** die morgens trainieren, bleiben am Ball. Abends schafft es noch jeder Vierte. **Direkt nach dem Aufstehen** ist Ihr Kopf noch frei von Hektik und Stress. Sie können sich **voll auf Ihr Workout** konzentrieren und machen anschließend mit einer gut **durchbluteten Muskulatur** eine exzellente Figur im Büro.

### Für Fortgeschrittene:

Führen Sie Übung besonders langsam aus. Der Bewegungsablauf sollte wie in Zeitlupe vor sich gehen.

### ❷ Russian Twist

Sie sitzen aufrecht, führen das Band um beide Füße und halten es mit beiden Händen in Brusthöhe vor dem Körper.

➔Drehen Sie nun den aufrechten Oberkörper zur Seite und fixieren Sie das Band mit Ihrem Blick. Achten Sie darauf, dass Sie die Position der Arme halten. Anschließend den Oberkörper langsam zur entgegengesetzten Seite drehen. Achtung: Die Bewegung erfolgt ausschließlich durch die Rumpfmuskulatur – nicht aus den Schultern oder Armen!

**Vorteil:** Diese Übung trainiert zusätzlich Ihre gesamte Schultermuskulatur.

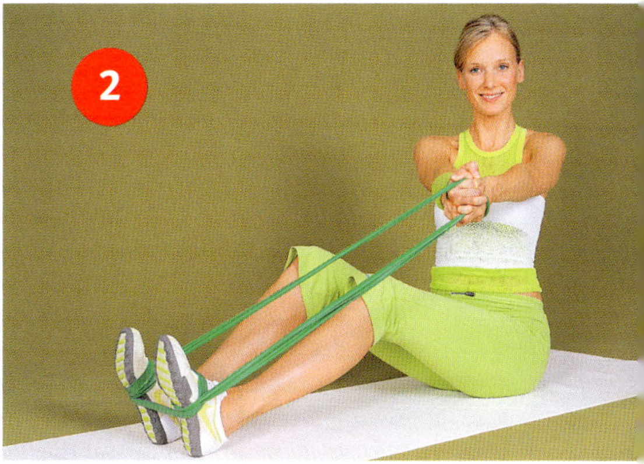

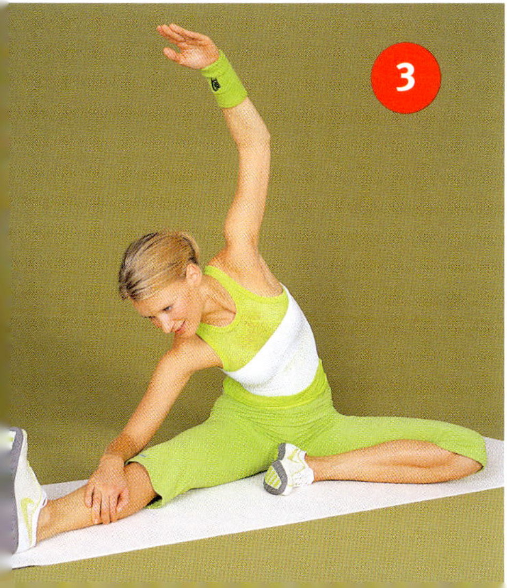

### Für Fortgeschrittene:

Je weiter Sie die Arme beugen oder die Beine auseinander stellen, desto größer wird der zu überwindende Widerstand.

### ❸ Let's relax: Seitneige

Sie sitzen im lockeren Schneidersitz am Boden. Strecken Sie nun Ihr rechtes Bein seitlich aus, so dass das Knie zur Decke zeigt. Nun die rechte Hand entspannt auf dem rechten Bein ablegen und den linken Arm nach oben ausstrecken.

➔Beugen Sie jetzt den Oberkörper langsam zum rechten Bein. Bewegen Sie den linken Arm mit und strecken Sie ihn ganz lang nach rechts aus.

➔ 3 bis 4 Atemzüge lang halten, bevor Sie sich langsam wieder aufrichten und die Seite wechseln. **Achtung:** Halten Sie den Bauchnabel eingezogen und neigen Sie sich zur Seite, nicht nach hinten.

## 8 Tipps, mit denen Sie jung bleiben

Zeigen Sie der biologischen Uhr die Rote Karte und tricksen Sie die größten Energieblocker aus, damit Sie weiterhin jung aussehen und vor Elan und Energie sprühen. Körperlich und seelisch flexibel, dynamisch und jung zu bleiben ist nicht nur eine Frage der genetischen Veranlagung. Nach heutigem Forschungsstand steht fest: Die natürliche Lebenserwartung ist eigentlich nur zu einem Drittel durch Vererbung festgelegt.

### ❶ Treten Sie auf die Altersbremse

Der Löwenanteil wird durch Umweltfaktoren und Lebensweise bestimmt. Ihr tatsächliches Alter ist dabei Nebensache. Anti-Aging hat demnach nicht viel mit Faltencremes zu tun, es ist vielmehr ein Lebenskonzept. Hier einige Methoden, die sich ganz leicht in Ihren Alltag integrieren lassen:

### ❷ Freundschaften pflegen

Eine harmonische Partnerschaft hilft genauso wie ein stabiler Freundeskreis, länger jung zu bleiben. Weshalb? Beides unterstützt Sie und hilft psychischen Druck aufzufangen, welcher neben falscher Ernährung einer der häufigsten Auslöser von Herz-Kreislauf-Krankheiten ist. Ebenso wie bei Ihrem Training gilt auch hier: Qualität ist wichtiger als Quantität.

### ❸ Atmen Sie sich jung!

Gönnen Sie Ihren Zellen eine Verjüngungskur durch bewusstes Atmen. Mit jedem Atemzug durchflutet ein halber Liter Sauerstoff den Körper. Folge: Das Gewebe wird besser durchblutet, die Zellen füllen sich mit Powerstoffen. Durch richtiges tiefes Atmen (Bauchatmung) lässt sich sogar der Entgiftungsprozess durch das Lymphsystem um das 15fache steigern. Wer flach atmet, tankt dagegen pro Atemzug nur 0,2 statt 0,5 Liter Sauerstoff. Dadurch können sich die unteren Lungenbläschen nicht mit Sauerstoff füllen. Die Haut wird fahl und verliert an Elastizität. Übrigens: Am besten ist die frische Luft am Morgen, sie enthält weniger Schadstoffe – ein idealer Zeitpunkt also für Ihr Training.

### ❹ Schöner schlafen

In der Nacht läuft im menschlichen Körper ganz von selbst ein Anti-Aging-Programm ab: Körpereigene Reparaturmechanismen erneuern Zellen und Energiereserven, fördern den Muskelaufbau und glätten Fältchen. Denn nur während des Schlafs werden die Feuchtigkeitsdepots unter der Haut wieder aufgefüllt. Ideal sind sieben bis acht Stunden Nachtruhe, um täglich frisch und entspannt in den Tag zu starten.

### ❺ Sex hält jung

Menschen, die regelmäßig Sex haben, sehen nicht nur jünger aus, sondern altern auch bis zu zehn Jahre später! Zärtlichkeit und lustvoller Sex kurbeln die Durchblutung kräftig an. Die Gefäße weiten sich, der Teint wirkt rosig frisch, weil selbst kleinste Kapillargefäße der Haut mit Sauerstoff und Nährstoffen versorgt werden. Außerdem wird ein ganzes

Feuerwerk an Feel-good-Substanzen (Endorphinen) gezündet. Sie machen blitzschnell glücklich und lassen alle Anspannung in Sekundenschnelle verschwinden.

## 6 Freie Radikale fangen

Die buchstäblich gefährlichsten Altersbeschleuniger sind die so genannten freien Radikale. Das sind aggressive Moleküle, die die Zellen des Körpers zerstören und damit die Haut vorzeitig altern lassen (oxidativer Stress). Sie entstehen bei der Atmung und vermehren sich geradezu explosionsartig durch Anspannung, fettes Essen, UV-Strahlung, Rauchen oder Umweltgifte. Normalerweise besitzt der Körper ausgefeilte Schutzmechanismen, die wild gewordene Moleküle einfangen: Radikalfänger, so genannte Antioxidanzien wie Betakarotin, Vitamin C und E, sind in der Lage, die Zellfeinde Nr.1 auszubremsen, indem sie ihnen einfach ein freies Sauerstoffatom klauen und sie so für die Zelle harmlos machen. Echte Stars unter den Radikalfängern sind die so genannten sekundären Pflanzenstoffe (SPS).
Die wirkungsvollsten sind vermutlich die Flavonoide, zum Beispiel in Beeren oder Rotkohl enthalten. Weitere Lieblingsspeisen der Abwehrtruppen sind: Spinat, Broccoli, Rote Bete, Möhren, Paprika und Tomaten. Je früher Sie anfangen, sich gesund zu ernähren, desto länger bleiben Sie fit und gesund.

## 7 Fitness-Training fürs Gesicht

Straffe Muskeln machen auch hier Fältchen unsichtbar. Die beste Übungsfolge für einen straffen Hals: Pressen Sie Ihre Hände zunächst 8 Sekunden lang gegen die Stirn – atmen Sie dabei aus – und anschließend gegen den Hinterkopf, ebenfalls acht Sekunden lang, dabei einatmen. Dann die rechte Hand flach gegen die rechte Wange drücken und danach die linke Hand gegen die linke. Das Ganze 3-mal wiederholen. Wichtig: Ellbogen hochhalten.

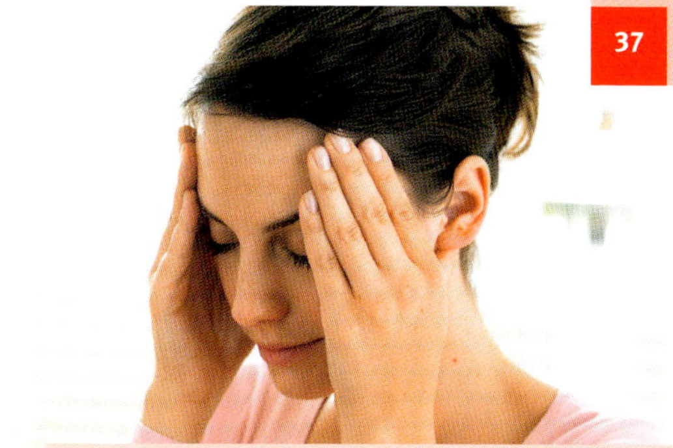

Tipp 7: Sanfter Druck für einen schönen Hals.

## 8 Ihr persönlicher »Relax-Tag«

Wählen Sie sich einen beliebigen trainingsfreien Tag in der Woche aus. Versuchen Sie diesen Tag bewusst zu Ihrem »Entspannungstag« zu machen: Gehen Sie spazieren, in die Sauna oder lassen Sie sich von Ihrem Partner massieren. Je besser Sie entspannen lernen, desto mehr kommt es Ihrem Training zugute. Wer Lust und Zeit hat, kann selbstverständlich auch aus den erlernten Übungen sein ganz persönliches 8-Minuten-Workout zusammenstellen. Oder als sportlich Ambitionierter einfach alle drei vorgestellten Workouts aneinander hängen, um den ganzen Körper einmal durchzutrainieren.

# 4. TAG: SCHÖNE BEINE & KNACKIGER PO

## Let's move:

Wählen Sie einen der ab Seite 8 vorgestellten Kardio-Moves aus, der Sie in 60 Sekunden auf Touren bringt.

### 1 Let's work: Ausfallschritt

Stellen Sie sich aufrecht hin und machen Sie aus dem Stand einen großen Schritt zurück. Das Band befindet sich unter dem vorderen Fuß. Nehmen Sie nun die Enden des Bandes in die Hände.

➔ Spannen Sie das Band und achten Sie darauf, dass es während der gesamten Übung angespannt bleibt.
➔ Beugen Sie das vordere Bein, bis sich der Oberschenkel parallel zum Boden und das Knie genau über dem Fußgelenk befindet.
➔ Kommen Sie nun aus dieser Position mit der Hüfte und dem Oberkörper nach oben, bis das vordere Knie fast gestreckt ist. Dann ohne Pause wieder absenken.
➔ Führen Sie mit dem Absenken des Ober-

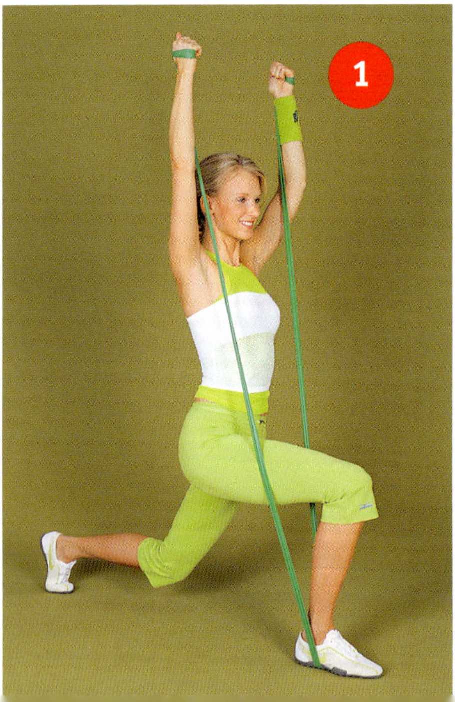

1

### 3 MINUTEN ENERGIE-MASSAGE

1. Lassen Sie die leicht gespreizten und gekrümmten Finger **vom Haaransatz zum Hinterkopf kreisen** und danach in Richtung Ohren weiterwandern.
2. Berühren Sie mit der **rechten Hand die linke Schulter.** Mit leichtem Druck massieren Sie jetzt die Muskelstränge in Richtung Hals. Gönnen Sie sich diese wohltuende Massage auch auf der anderen Seite.
3. Stimulieren Sie Ihren Geist: **Umfassen Sie den Kopf an den Seiten** mit beiden Händen. Die Daumen dabei in die Vertiefung hinter den Ohren legen. Dann streichen Sie mit diesen so oft in **Richtung Nacken,** wie es Ihnen gut tut.

körpers das Band in einem leichten Bogen nach oben, bis sich die Handflächen nahezu senkrecht über der Schulter befinden.

➔ Nach jedem Satz das Standbein wechseln.

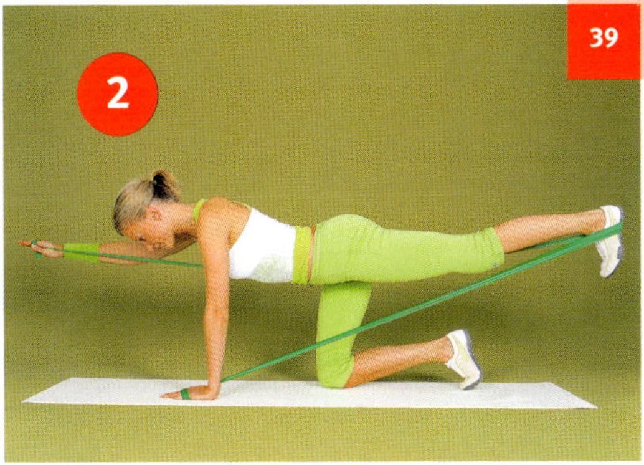

2

## Für Fortgeschrittene:

In der Endposition die Spannung bei jeder Wiederholung 3 bis 4 Sekunden halten.

## ❷ Vierfüßlerstand

Stützen Sie sich so auf dem Boden ab, dass die Knie unterhalb der Hüften und die Hände auf Schulterhöhe platziert sind.

➔ Führen Sie das Band um eine Fußsohle und greifen es mit den Händen jeweils an den Enden. Den Kopf dabei gerade nach unten gerichtet halten.

➔ Aus dieser Position strecken Sie das linke Bein gerade nach hinten weg und gleichzeitig den rechten Arm ganz aus.

➔ Einen Atemzug lang halten, dann Ellbogen und Knie diagonal unter dem Körper zusammenziehen, bis beide sich berühren.

➔ Führen Sie die Bewegung langsam und ohne Schwung aus. Achten Sie immer auf eine stabile Hüftposition.

➔ Anschließend die Seite wechseln!

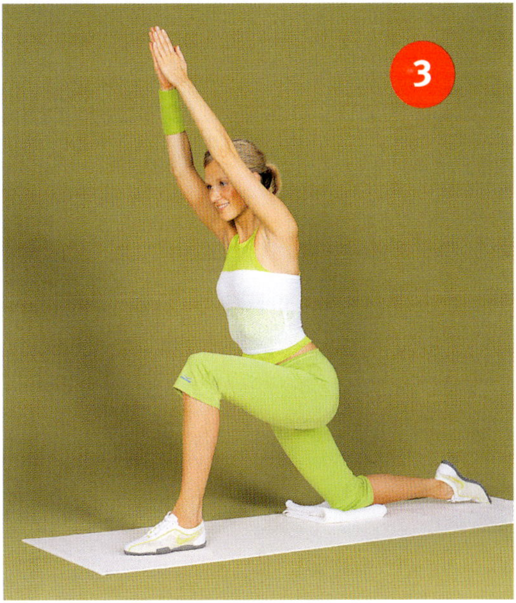

3

## ❸ Let's relax: Hüftbeuger-Stretch

Knien Sie sich auf den Boden und stellen Sie den linken Fuß weit nach vorn. Das hintere Bein so weit wie möglich strecken und den Unterschenkel des vorderen Beins senkrecht aufsetzen.

➔ Mit dem Einatmen die linke Hüfte vorschieben und gleichzeitig beide Arme schräg über den Kopf nach oben ausstrecken. Die Handflächen zeigen zueinander, der Hals ist lang gestreckt. Diese Position 15 bis 20 Sekunden halten und tief durchatmen.

➔ Dann die Seite wechseln.

# 5. TAG: WORKOUT-QUICKIE FÜR RÜCKEN & BRUST

## Let's move:

Wählen Sie einen der ab Seite 8 vorgestellten Kardio-Moves aus, der Sie in 60 Sekunden auf Touren bringt.

### ❶ Let's work: Rückenpush

Ihre Füße stehen hüftweit auseinander. Fixieren Sie das Powerband unter beiden Fußballen, Oberkörper nach vorn neigen.

➔ Fassen Sie das Band gekreuzt und halten Sie es vor dem Körper.

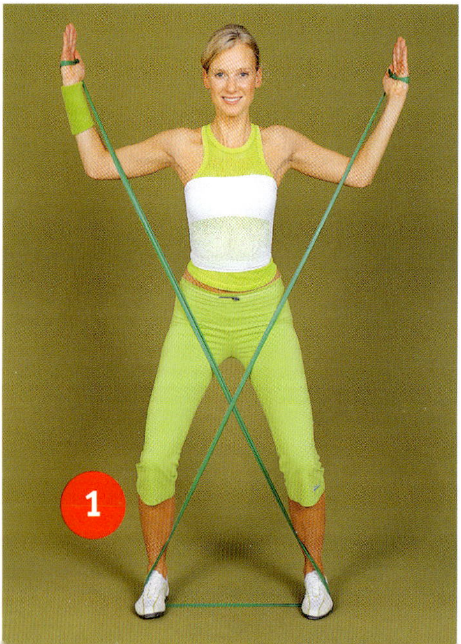


Die Ellbogen sind leicht gebeugt und zeigen nach außen. Ihr Blick ist auf den Boden gerichtet. Stabilisieren Sie Ihren Oberkörper in dieser vorgeneigten Position.

➔ Arme jetzt langsam und gleichmäßig nach oben-außen ziehen. Dabei die Gesäß-, Bauch- und Rückenmuskeln anspannen, die Schultern nach unten ziehen und den Kopf gerade halten.

### ❷ Easy-Push-ups

In der Bauchlage winkeln Sie Ihre Beine im Kniegelenk an, indem Sie die Füße und Unterschenkel vom Boden lösen. Wenn Sie möchten, können Sie ein Handtuch oder Kissen als kleines Polster unter Ihre Knie legen. Überkreuzen Sie die Sprunggelenke und ziehen Sie die Fersen etwas zum Gesäß heran.

➔ Das Band über den Rücken führen und ein paar Mal um die Hände wickeln, damit es kürzer wird und immer gespannt bleibt.

➔ Drücken Sie sich nun aus dieser Position in einer fließenden Bewegung mit den Armen nach oben, die Hände befinden sich dabei mehr als schulterbreit auseinander in Brusthöhe, die Ellbogen zeigen nach außen.

➔ Jetzt die Arme wieder langsam beugen, bis Ihr Oberkörper fast den Boden berührt. Halten Sie bewusst die Gesäß- und Bauchmuskulatur angespannt, um die Wirbelsäule zu stabilisieren.

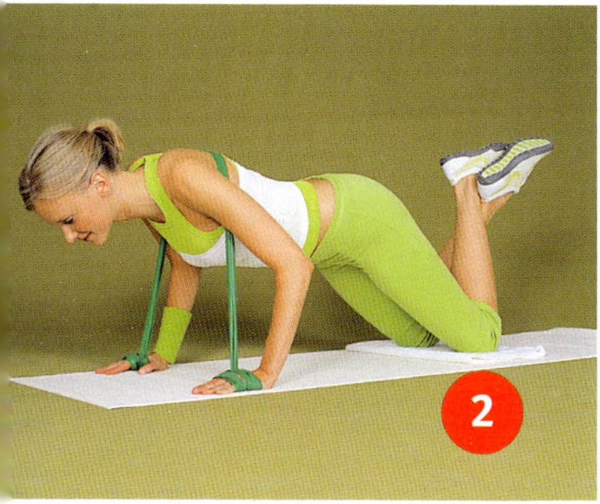

Tipp: Mit einem einfachen Trick können Sie auch in dieser Position den Schwierigkeitsgrad erhöhen: Je näher die Knie zu den Armen wandern, desto leichter wird die Übung und umgekehrt.

## DER MOTIVATIONS-TREIBSTOFF

**Streichen Sie negative Gedanken** nach dem Schema »Ich bin heute zu schlapp« oder »Das schaff ich nie« aus **Ihrem Repertoire.** Nutzen Sie Ihre psychische Energie lieber positiv, anstatt sich auszubremsen! **Sämtliche körperlichen Abläufe** sowie alles, was sich in unserem Kopf abspielt, **sind eng miteinander vernetzt.** Gedanken steuern die Ausschüttung von Hormonen, die Stoffwechselaktivität, die Funktionen der Organe, Muskeln und Nerven. Setzen auch Sie Ihre **mentale Kraft** ein, um Ihr tägliches Programm erfolgreich zu absolvieren!

### Für Fortgeschrittene:

Variieren Sie regelmäßig die Position Ihrer Hände, um so die an der Bewegung beteiligten Muskelgruppen unterschiedlich zu belasten. Wenn Sie etwa die Brustmuskeln besonders intensiv trainieren möchten, setzen Sie die Hände etwas weiter als schulterbreit auseinander auf. Je weiter Sie die Hände zur Körpermitte zusammenbringen, desto mehr muss zum Beispiel Ihr Trizeps arbeiten.

### 3 Let's relax: Rückenstreck

Gehen Sie in den Vierfüßlerstand, Hände und Knie jeweils schulterbreit auseinander. Nacken und Rücken bilden eine gerade Linie. → Jetzt das Gesäß langsam Richtung Fersen senken und den Oberkörper zum Boden führen. Versuchen Sie die Arme dabei weiter nach vorn zu strecken.

### Für Fortgeschrittene:

Führen Sie im Wechsel einmal den linken und dann den rechten Arm so weit wie möglich nach vorn.

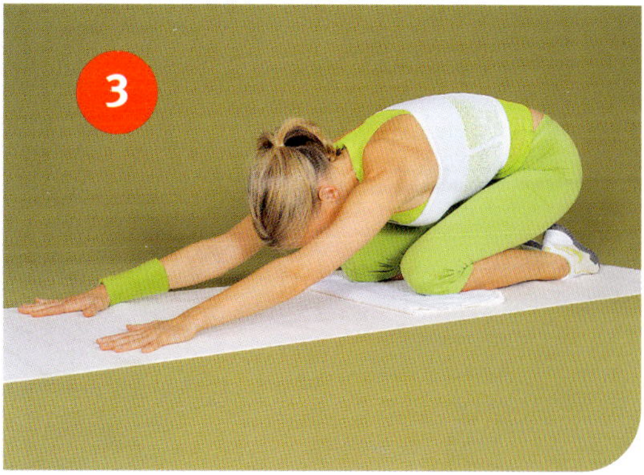

# 6. TAG: SCHÖNE SCHULTERN & FLACHER BAUCH

## Let's move:

Wählen Sie einen der ab Seite 8 vorgestellten Kardio-Moves aus, der Sie in 60 Sekunden auf Touren bringt.

### ❶ Let's work: Hot Body

Gehen Sie in einen Ausfallschritt und stellen Sie sich mit dem vorderen Fuß auf die Mitte des Bandes.

➔ Spannen Sie Ihre Bizepse an und beugen Sie beide Arme, bis zwischen Unter- und Oberarm jeweils ein 90-Grad-Winkel entsteht. Die Handgelenke bleiben gerade, die Handflächen zeigen nach vorn. Ihre Ellbogen bleiben dabei neben dem Oberkörper.

➔ Anschließend heben Sie die Ellbogen bis in Schulterhöhe. Vermeiden Sie, mit dem Rumpf Schwung zu holen oder nach hinten auszuweichen.

➔ Mit einer langsamen und kontrollierten Bewegung wieder senken. Leichter wird diese Übung, wenn Sie die Arme im Wechsel einzeln anheben.

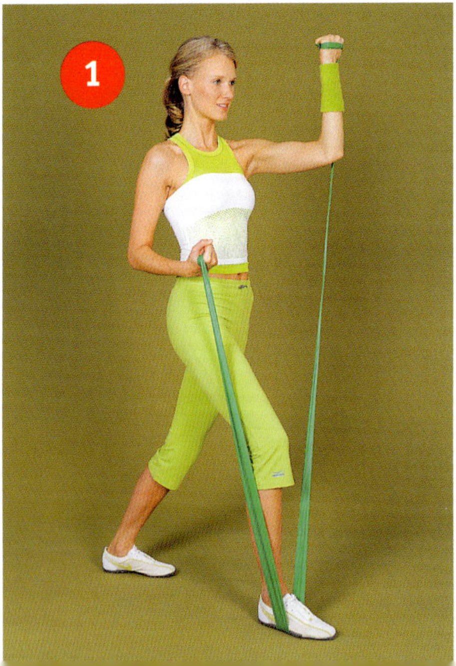


### Für Fortgeschrittene:

In der Ausgangsstellung stehen die Füße nebeneinander und das Band wird unter beiden Füßen fixiert.

### ❷ Reverse-Curls

Werden Sie zum Bauch-Profi! Legen Sie sich auf den Rücken und strecken Sie die Beine gerade zur Decke.

➔ Legen Sie das Band um die Füße und fixieren Sie es mit beiden Händen neben dem Körper. Um das Gleichgewicht besser halten zu können, legen Sie die Arme seitlich neben dem Oberkörper ab.

➔ Heben Sie nun langsam und ohne Schwung das Gesäß gegen den Widerstand des Bandes vom Boden ab.

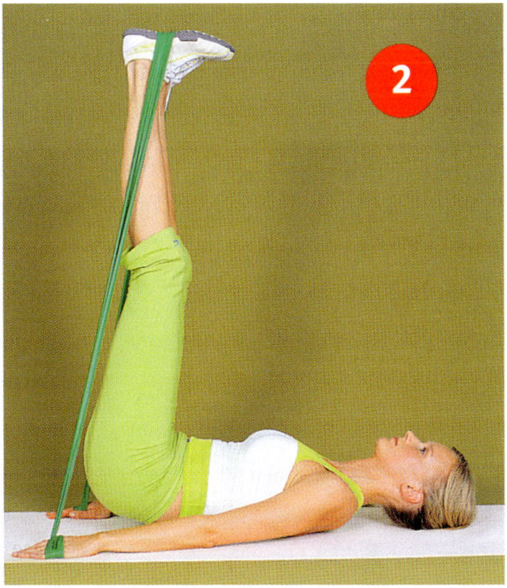

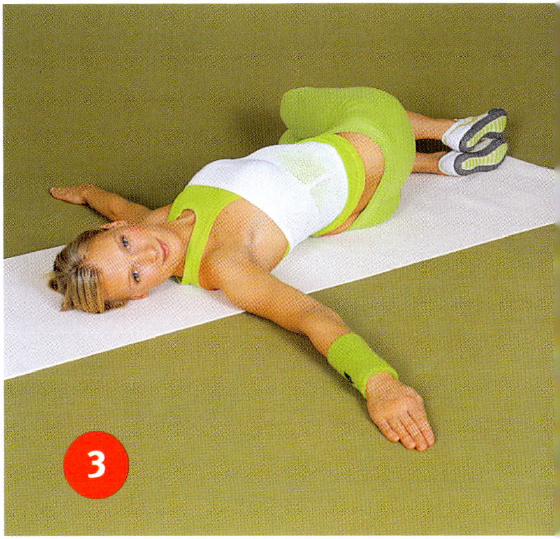

Versuchen Sie, den Bauch wie eine Ziehharmonika zusammenzuziehen und Ihre Knie in Richtung Brust zu bewegen.

➔ Danach langsam wieder absenken. Bevor Ihr Gesäß den Boden berührt, heben Sie es erneut an.

**Tipp:** Arbeiten Sie bewusst mit der Bauchmuskulatur. Durch die Kontraktion der Bauchmuskeln wird der untere Rücken etwas eingerollt. Hierbei reichen einige Zentimeter schon völlig aus, um Ihren Bauch effektiv zu trainieren. Versuchen Sie möglichst wenig mit den Armen nachzuhelfen.

### ❸ Let's relax: Knie-Dreh

Legen Sie sich ganz entspannt in Rückenlage auf eine Matte. Die Arme sind seitlich in Schulterhöhe ausgestreckt, und die Handflächen zeigen bei dieser Übung zum Boden. Die Beine sind zunächst nebeneinander aufgestellt.

➔ Senken Sie jetzt beide Knie langsam zur Seite ab und drehen Sie gleichzeitig den Kopf zur anderen Seite. Achten Sie darauf, dass die Schultern dabei stets am Boden bleiben. Atmen Sie nun bewusst in die gedehnte Körperseite hinein.

➔ Die Position 6 bis 7 Atemzüge lang halten, dann zurück in die Ausgangsposition gehen. Anschließend langsam wieder mit den Beinen zur Mitte kommen. Danach die Seite wechseln.

**Tipp:** Versuchen Sie die Arme und den Schultergürtel nicht von der Matte zu lösen.

# EIN AUSBLICK: SO GEHT'S WEITER

Die 6 Wochen sind vorbei, und Sie fühlen sich wie ein neuer Mensch? So soll's sein! Das tägliche 8-Minuten-Workout hat auch Ihr Lebensgefühl positiv beeinflusst. Indem Sie Ihre körperlichen Grenzen überwunden haben, sind Sie selbstbewusster geworden und bereit für neue Herausforderungen.

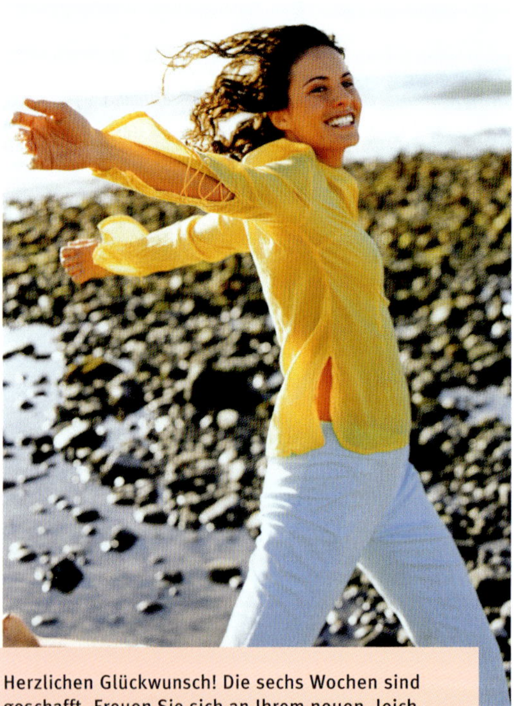

Herzlichen Glückwunsch! Die sechs Wochen sind geschafft. Freuen Sie sich an Ihrem neuen, leichteren Lebensgefühl.

Betrachten Sie die kommenden Wochen als eine Reise zu sich selbst. Seien Sie stolz auf Ihre Geduld und Ihren Willen durchzuhalten. So werden Sie auch in Zukunft optimale Resultate erlangen. Und lassen Sie sich durch niemanden von Ihrem Weg abbringen. Es ist Ihr Leben und Ihre Gesundheit. Sie haben es in der Hand!

## Auf in die zweite Runde

Sie haben durchgehalten und können stolz auf sich sein! Ihr Körper ist in der Lage sich wachsenden Ansprüchen anzupassen. Auf Herausforderungen reagiert er mit der gewünschten Leistungssteigerung. Bauen Sie auf dem bisher Erreichten auf und gönnen Sie sich den 6-Wochen-Plan ein zweites Mal. Erhöhen Sie dabei das Pensum auf 10 bis 15 Minuten. Erleben Sie Ihren Körper bewusster und genießen Sie jede Trainingsminute.
Die täglichen 8 oder mehr Minuten sind eine herrliche Möglichkeit, sich selbst zu spüren.

## Tolle Aussichten

Absolvieren Sie die Übungen weiter konzentriert und bleiben Sie auf der sicheren Seite! Es kann nicht oft genug wiederholt werden: Die korrekte Ausführung der Übungen entscheidet über den Trainingserfolg. Sie hat immer Vorrang vor einer höheren Intensität. Vielleicht sind Sie ja ohnehin bereits auf den Geschmack gekommen, und Sport ist schon ein fester Bestandteil Ihres Lebens? Auf jeden

Fall können Sie sich schon jetzt auf Ihre Fortschritte in den nächsten Wochen freuen, vor allem aber gilt: Bleiben Sie dran!

## Voller Energie geht's weiter

Ansonsten lassen Sie Ihre Sorgen auch in Zukunft mit Ihren Alltagsklamotten im Schrank hängen. Streifen Sie Ihr Sportshirt über und spüren Sie die Gefühle, die sich in Ihrem Körper regen. Fokussieren Sie weiter Ihre Aufmerksamkeit. Richten Sie Ihr inneres Auge auf die Harmonie der Bewegung, auf die Arbeit der Muskeln. So können Sie alle Energie in die Muskeln transferieren, die Sie gerade trainieren. Stress, Hektik und was der Tag an Aufregendem bot, fallen einfach ab.

### SO BLEIBEN SIE DRAN

1. Stellen Sie sich vor, wie Sie sich **nach den ersten 6 Wochen** fühlen werden – fitter, ausgeglichener und straffer. **Voller Energie und Lebensfreude.**
2. Versetzen Sie sich immer wieder in die Situation, die Sie erreichen wollen – etwa wie Sie **Ihre Erfolge** nach den ersten 6 Trainingswochen **mit Ihren Freunden feiern.** Je anschaulicher Sie sich vorstellen, wie Sie Herausforderungen meistern, desto eher wird Ihnen das auch gelingen.
3. **Feuern Sie sich selbst immer wieder an:** »Ich schaffe das und ich bin echt klasse!«

## Weiter Erfolge feiern

In den vergangenen Trainingstagen und -wochen haben Sie eines der Grundprinzipien sportlichen Trainings erlebt: Ihr Körper ist in der Lage, sich wachsenden Ansprüchen anzupassen. Die Kunst besteht darin, das biologische Gleichgewicht zu stören. Denn sobald der Organismus einen entsprechenden Belastungsreiz erhält, reagiert er nicht nur mit der Wiederherstellung des Ausgangsniveaus, sondern er entwickelt sich über den alten Zustand hinaus und passt sich den erhöhten Anforderungen durch erhöhte Leistungsfähigkeit an. Der Körper sorgt quasi vor, damit er für zukünftige und wahrscheinlich größere Aufgaben besser gewappnet ist. Aber keine Angst, die Zeiten schneller Erfolge sind nach sechs Wochen noch lange nicht vorbei! Sie können diesen genialen Schachzug der Natur weiter für sich nutzen, vorausgesetzt, Sie stellen Ihren Körper immer wieder vor neue Herausforderungen.

## Bleiben Sie auf dem Teppich

Wer sich Ziele setzt, muss wissen, was möglich ist und was nicht. Am häufigsten scheitern die guten Vorsätze an überzogenen Zielsetzungen. Gerade Einsteiger gehen oftmals mit unrealistischen Erwartungen ans Werk. Wenden Sie stattdessen lieber den Blick auf die eigenen Voraussetzungen und Möglichkeiten. Betrachten Sie den Sport als Rendezvous mit dem eigenen Körper und legen Sie die Messlatte genau so hoch, dass Sie gerade drüberkommen.

# GESUCHT – GEFUNDEN

## Buchtipps

### Super-Programme für noch mehr Power

Bimbi-Dresp, Michaela: *Pilates* mit DVD. GRÄFE UND UNZER VERLAG
Bimbi-Dresp, Michaela: *Pilates mit dem Thera-Band.* GRÄFE UND UNZER VERLAG
Boeckh-Behrens, Wend-Uwe: *maxxF. Der Megatrainer.* GRÄFE UND UNZER VERLAG
Despeghel, Dr. Michael: *Ran an den Bauch;* GRÄFE UND UNZER VERLAG
Hederer, Markus: *Laufen statt Diät.* GRÄFE UND UNZER VERLAG
Rüdiger, Margit: *Bauch, Beine, Po;* GRÄFE UND UNZER VERLAG
Roberts, Matt u.a.: *Bodystyling: Das richtige Training für Ihren Körpertyp;* Dorling Kindersley
Ungaro, Alycea: *Pilates-Training. Sanftes Bodystyling;* Dorling Kindersley
Wessels, Miriam/Oellerich, Heike: *Kundalini Yoga.* GRÄFE UND UNZER VERLAG
Winkler, Nina: *Bauch, Beine, Po intensiv;* GRÄFE UND UNZER VERLAG

### Schlemmen und abnehmen mit Genuss

Grillparzer, Marion: Glyx-Diät. *Abnehmen mit Glücksgefühl;* GRÄFE UND UNZER VERLAG
Grillparzer, Marion: *Glyx-Diät – Das Kochbuch;* GRÄFE UND UNZER VERLAG
Heizmann, Patric: *Ich bin dann mal schlank.* GRÄFE UND UNZER VERLAG
Pape, Dr. Detlef u.a.: *Schlank im Schlaf.* GRÄFE UND UNZER VERLAG
Walleczek, Sasha: *Schlank mit der Faustformel.* GRÄFE UND UNZER VERLAG

### Abschalten und richtig entspannen

Mannschatz, Marie: *Meditation. Mehr Klarheit und innere Ruhe;* GRÄFE UND UNZER VERLAG
Münchhausen, Marco von: *Wo die Seele auftankt;* Goldmann
Trökes, Anna: *Yoga. Kraft für die Seele;* GRÄFE UND UNZER VERLAG

## Hilfreiche Adressen

Deutscher Turner-Bund
Otto-Fleck-Schneise 8
60528 Frankfurt a. Main
www.dtb-online.de

Deutsche Gesellschaft für Ernährung (DGE)
Godesberger Allee 18
53175 Bonn
www.dge.de

### Internet-Adressen

www.fitforfun.de
www.richtig-fit.de
www.gu.de

### Über den Autor

*Thorsten Tschirner* hat Sport und Journalistik studiert und war 10 Jahre lang als Instructor im Fitnessbereich tätig, zuletzt als Chef-Trainer eines großen Hamburger Clubs. Seit 1999 arbeitet er zudem erfolgreich als Personal Trainer. Heute bringt er seine gesammelten Kenntnisse und Erfahrungen als Redakteur, Buchautor und Manager im Freizeit- und Fitnessbereich ein.

## Sachregister

Alle Übungsbezeichnungen sind *kursiv* gedruckt

## Wichtiger Hinweis

Die Vorschläge des vorliegenden Buches wurden sorgfältig recherchiert und haben sich in der Praxis bewährt. Alle Leserinnen und Leser sind jedoch aufgefordert, selbst zu entscheiden, ob und inwieweit sie die Anregungen aus diesem Buch umsetzen wollen. Autoren und Verlag übernehmen keine Haftung für die Resultate.

## Bildnachweis

Coverbild und Fotoproduktion: Jan Rickers, Hamburg
Weitere Fotos: GU: S. 37 (N. Olonetzky), S. 19 (J. Rickers); Zefa: S. 44

**Syndication:**
www.jalag-syndication.de

# Impressum



Projektleitung: Ina Raki
Lektorat: Corinna Feicht
Satz: Dorothee Griesbeck, Die Buchmacher, München
Layout: independent Medien-Design, Horst Moser, München
Umschlag: independent Medien-Design
Herstellung: Gloria Pall
Lithos: Longo AG, Bozen
Druck/Bindung: Kaufmann, Lahr

ISBN 978-3-7742-8869-0

9. Auflage 2011

GRÄFE UND UNZER

*Ein Unternehmen der*
GANSKE VERLAGSGRUPPE

DAS ORIGINAL MIT GARANTIE GU

## Unsere Garantie

Alle Informationen in diesem Ratgeber sind sorgfältig und gewissenhaft geprüft. Sollte dennoch einmal ein Fehler enthalten sein, schicken Sie uns das Buch mit dem entsprechenden Hinweis an unseren Leserservice zurück. Wir tauschen Ihnen den GU-Ratgeber gegen einen anderen zum gleichen oder ähnlichen Thema um.

## Liebe Leserin und lieber Leser,

wir freuen uns, dass Sie sich für ein GU-Buch entschieden haben. Mit Ihrem Kauf setzen Sie auf die Qualität, Kompetenz und Aktualität unserer Ratgeber. Dafür sagen wir Danke! Wir wollen als führender Ratgeberverlag noch besser werden. Daher ist uns Ihre Meinung wichtig. Bitte senden Sie uns Ihre Anregungen, Ihre Kritik oder Ihr Lob zu unseren Büchern. Haben Sie Fragen oder benötigen Sie weiteren Rat zum Thema? Wir freuen uns auf Ihre Nachricht!

**Wir sind für Sie da!**
Montag – Donnerstag: 8.00 – 18.00 Uhr;
Freitag: 8.00 – 16.00 Uhr
Tel.: 0180 - 5 00 50 54*
Fax: 0180 - 5 01 20 54*
E-Mail:
leserservice@graefe-und-unzer.de

*(0,14 €/Min. aus dem dt. Festnetz/ Mobilfunkpreise maximal 0,42 €/Min.)

**P.S.:** Wollen Sie noch mehr Aktuelles von GU wissen, dann abonnieren Sie doch unseren kostenlosen GU-Online-Newsletter und/oder unsere kostenlosen Kundenmagazine.

**GRÄFE UND UNZER VERLAG**
Leserservice
Postfach 86 03 13
81630 München